FOR CHILDREN AGED 3-10

養好
脾肺腎

3-10 歲兒科中醫養護全書

中醫師
李愛科
著

讓孩子健康成長、不生病

　　孩子是每位家長的心頭肉，從呱呱落地到身體器官發育完整前，孩子們一直處於一個不斷生長進步、日趨成熟的狀態。依照中醫理論而言，這樣的一個狀態與孩子們會發生的疾病種類有著密不可分的關連。

　　明代中醫兒科名醫「萬全」的理論就提到，「小兒肝常有餘，脾常不足，心常有餘，肺常不足，腎常虛」，闡明了孩子們在身體尚未發育完成前，內在的「脾、肺、腎」三個臟器是處於不足的狀態。這可以理解成小小孩由於呼吸、消化、代謝或生殖等系統的成熟速度較慢，因此經常會出現感冒、咳嗽、氣喘等呼吸系統疾病；或者是消化系統受影響而有厭食、飲食停滯、消化不良等狀況；以及生殖或代謝系統的問題像是生長發育不佳、尿床等問題。

　　正因為如此，在孩子們發育成熟前照顧好「肺、脾、腎」三臟對孩子的未來是至關重要的。

　　這本「養好脾肺腎」一書中，李愛科醫師把中醫對於「脾、肺、腎」，也就是消化系統、呼吸系統、代謝或生殖系統的想法，從生理到病理的細節都有深入淺出的闡述，本書中提出了護衛孩子肺脾腎的六大秘訣，也針對常見的症狀疾病提出小兒推拿與藥膳食療的建議，幫助苦惱的父母們在居家保健上可以及早做出因應的解決之道。

臨床上相較於脾胃虛損的孩子們，當前這個時代比較常見到的是因為攝取過量的甜食、餅乾與糖果等，中醫所說「肥甘厚味」的食物，因為這樣的原因造成的食積、便祕、盜汗等問題。本書提到「護衛孩子脾肺腎的首要祕訣」便是「若要小兒安，三分飢與寒」，對於現在經常受到過度保護與餵養的孩子來說，提醒家長「不要讓孩子吃得太飽」也「不要給孩子穿得過於嚴實」著實是非常重要的。

　　除此之外，特別有感觸的還包括書中針對中醫理論「臟腑與情志」的關聯性，在第五章中闡述了關於「情緒傷身體」的部分，其實非常符合臨床上所看到孩子們的心理狀態。在現今分秒必爭、變動繁忙環境中成長的孩子們，似乎或多或少都承受著來自於整個社會體系所帶來的壓力，因而造成身體的氣血不通暢，造成免疫力低下而容易生病。「仔細體會孩子的心思」、「讓孩子開心不生氣」、「讓孩子情緒安穩不受驚嚇」這三個專屬於脾肺腎的「心理處方」，對於現今社會的孩子們來說，其實跟治療生理疾病的藥方一樣重要。

　　孩子並非大人的縮小版，在隨時蓬勃發展的生長過程中，尚未成熟發育完成、脆弱的「脾、肺、腎」三臟，透過書中實用的中醫基本概念、特色的按摩推拿養生法、以及藥膳食療等方式增強孩子的體質，從日常照顧的小細節中一點一滴持續累積，讓孩子健康成長、不生病，絕對非難事！

悅兒親子中醫診所總院長
黃子玶

兒科中醫，為全世界兒童的健康把關

在淵遠流長的中醫藥學歷史中，兒科學占了很重要的一部分，原因是它為中華民族的繁衍昌盛，有著不可磨滅的貢獻。

自古以來，中醫兒科獨特的診療技術，讓無數兒童成長茁壯，即使在科技突飛猛進的今天，中醫師們仍然繼續為下一代的健康堅守崗位，呵護關懷。尤其是在 3~10 歲兒童的保護、調養、預防疾病等方面，皆各有其獨特且專精之處，不僅為國內外兒童提供了保障，也為全世界兒童的健康和免疫力把關。

眾所周知，中醫師的臨床經驗往往比書本知識更為重要，而要獲得更精準、更好的療效，也需經過長期的理論探討和研究、實踐。因此，各大醫家總結各類病症的學術文章與醫例醫案，不但是前人智慧的集大成，也繼承了知名老中醫的學術經驗，更是培養高品質中醫專家的重要關鍵。

李愛科（醫名：李彥臣）醫師與我系出同門，都是中醫「臣」字門派的第六代傳人，算是我師弟，現任北京中醫藥學會兒科專業委員會副祕書長和常委。他繼承了劉弼臣教授的中心思想，「精於五臟證治」，突出從肺論治，善於治療各種兒科疑難雜症，並獲得不錯的療效。

此外，李醫師還潛心鑽研兒童養生、心理健康、生長發育，特別是在疾病防治、飲食療法方面，取得了卓越的成績，並且發表多篇學術論文和出版多部著作。

　　本書分九大章節，陸續介紹少兒養生保健、調護臟器等方面的知識理念，以及確實可行的各種方法，條理清晰、通俗易懂，非常值得家長們一讀，以增進對嬰幼兒常見病症、居家護理的了解。

　　李醫師在中醫兒科上的治療和養生保健上研究甚深，其所做出的努力和貢獻，相當值得我們學習及推廣，有鑑於此，特為之序

中醫生　劉昌光

家長一定要了解，孩子發病前的徵兆

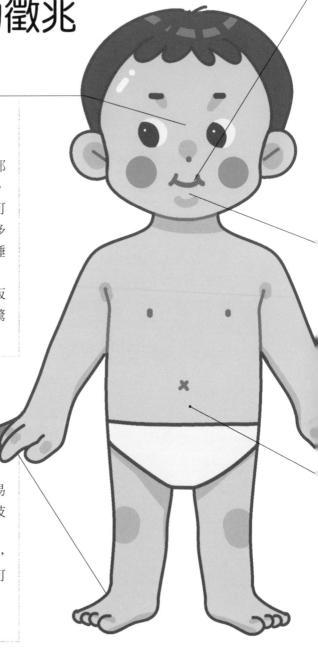

鼻根部有青筋

可能是積滯或驚風

鼻根部是指人兩眼內眥之間的部位，為鼻子的起點，中醫稱為山根。如果孩子山根處青筋顯現，則說明可能有積滯或驚風之證。這類孩子大多有食慾不佳、腹脹、大便不暢、夜睡不安、手心腳心熱、多汗等症狀。

【特效調理方】：用拇指端揉板門穴一百次，可健脾消積、清熱鎮驚（參考第九十九頁）。

手腳冰涼

體內有寒氣，易感冒、腹痛

有些孩子手腳總是冰涼，還容易感冒、腹痛、腹瀉。要改善這種四肢不溫的情況，必須補充陽氣。

【特效食療理方】：取三片生薑，五克紅糖，用開水沖泡，飲用後即可緩解（參考第四十五頁）。

常流口水

可能體內有寒濕

孩子流口水，和脾臟運化無力有關。脾虛使固攝功能失調，口水不能正常傳輸，就會發生上述現象。如果他的口水比較清長，會不由自主地流出來，這大多是體內寒濕引起的，調理應該以溫陽、健脾、化濕為主。

【**特效貼敷方**】：取吳茱萸五克，打成粉，糊在孩子腳底，用膠布封好，晚上敷第二天早上取下來即可，連續貼五～七天，可以溫陽散寒。

地圖舌

病根在脾胃

中醫認為，「舌為脾胃之外候」，因此地圖舌和脾胃有很大的關係。出現地圖舌的孩子，一般會有食慾差、多汗、倦怠、乏力等症狀，調理以補脾益氣為先。

【**特效食療方**】：五十克山藥、三十克小米一起煮粥食用，每天一次，連吃五～七天。

肚子咕嚕咕嚕亂叫

消化不好的表現

如果孩子經常腸鳴、腹脹、腹瀉、風寒感冒，或者隔幾天就會大便稀溏，可能是腸胃不消化惹的麻煩，調理以健脾胃、祛寒邪為要。

【**特效調理方**】：每天用拇指端按揉孩子外勞宮穴一百～一百五十次左右（參考第一五五頁）。

第一章　護好脾肺腎，保孩子平安

第二章　**養好脾，胃口開、不積食、不腹瀉、不便祕**

第三章

常感冒、咳嗽、發熱，
病根是肺虛

孩子發熱，從「肺」根治立竿見影　094

第四章

養好腎，
孩子不尿床、長身高、更聰明

改善孩子經常尿床，最基本須先固腎　104

第五章

不良情緒傷身體，
做孩子最好的心理醫生

第六章

每天睡前推拿五分鐘，孩子毛病少

第七章

春夏健脾、秋養肺、冬補腎，孩子少生病

第八章

簡單常見的食材，滋養孩子脾肺腎

第九章 # 和脾肺腎有關的
兒童常見病症

第一章

護好脾肺腎，
保孩子平安

脾肺腎：
孩子一生健康的根基

脾為孩子後天之本，氣血生化之源

脾胃功能的好壞影響一生的健康。在中醫來說，腎為先天之本，脾為後天之本。先天充足需要靠父母的給予，一出生就已經決定了；而後天養護有賴於脾對營養物質的吸收、運輸與代謝。孩子生長發育好不好、體質強不強、能不能長高長壯，都和脾密切相關。

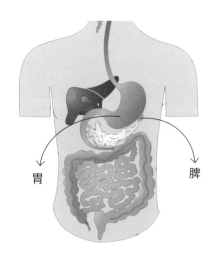

胃

脾

脾和胃是好鄰居

☆ 脾的運化功能好，
孩子胃口大開、消化快

中醫理論有云：「脾主運化」，通常表現在運化水穀精微和水濕兩個方面。

「水穀精微」是指食物中的營養成分，孩子所攝取的各種飲食，經過消化、吸收後，再輸送到全身。如果脾的功能好，他就會胃口大開、消化快，身體也壯實。相反的，假使脾的功能不佳，無論吃下多少有營養的食物，仍然虛弱無力。

運化水濕指的是脾參與水液代謝。如果脾虛，水濕運化功能失常，孩子就會體弱多病，像是水濕停滯在肺，導致咳喘；停在腸道，造成腹瀉。水濕運化功能不暢，甚至會影響生長發育。

☆ 脾攝血、生血能力強，孩子氣血充沛長得高

「脾主統血」，意即脾有攝血、生血的作用。一方面，脾能夠統攝和控制血液在血管中正常運行；另一方面，還能夠化生血液，也就是將食物中的營養物質轉化為血液。如果孩子脾虛，必定會血虛，血虛就容易致使孩子的體格、智力發育緩慢。

☆ 肌肉結實，歸功於脾

中醫認為，脾主一身之肌肉。孩子的體格發展，離不開脾的呵護。脾氣充沛，營養來源就足夠，肌肉自然結實，身體壯。人們常說，這孩子長得「虎實」，指的就是脾功能良好的孩子。反之，脾虛的孩子若不是很胖，就可能是很瘦。

肺為五臟之「華蓋」，主一身之氣

大家都知道，孩子剛出生時，醫師要做的第一件事，就是拍拍他的屁股，讓他「哇」的一聲哭出來，這其實就是讓孩子的肺開始運作。

中醫對肺有個很好的比喻，叫作「華蓋」。蓋，即傘；所謂「華蓋」，原

意為古代帝王的車蓋。由此可見，在人體五臟中，肺的位置最高，猶如傘蓋保護其下的臟腑，抵禦外邪，所以有此美稱。其實肺又稱為「水上之源」，由脾運化的精氣，必須先輸送到肺，肺再將津液像雨露一樣輸布全身，才能薰蒸肌膚、充盈五臟、潤澤皮毛。

☆ 肺主氣，司呼吸，是生命的基礎

肺就像人體的「中央空調」，是氣體出入、清濁互換的主要場所，有吐故納新的作用。肺所負責的氣體交換，是一切生命活動的基礎，對小兒生長發育有重要的影響。

☆ 肺是治理百脈氣血的「丞相」

《素問 ‧ 靈蘭祕典論》中說「肺者，相傅之官，治節出焉」。治節就是治理、調節的意思，這句話是說肺像丞相一樣，輔助君主（心臟）治理、調節全身氣、血、津液以及五臟六腑。如果它佐國有方，孩子的五臟六腑才會「各司其職」，正常成長發育，不易被外邪侵犯。假使肺虛了，表示其治節無能，五臟六腑就會各自為政，身體狀況變得一團糟。

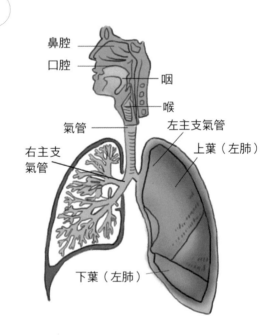

不同於西醫中肺只是一個單獨的器官，中醫裡的肺是包括鼻腔、口腔、皮膚、毛孔、氣管等在內的一個系統

☆ 肺主皮毛，抵禦外邪

皮毛指一身之表，包括皮膚、

汗孔、毛髮等，是抵抗外邪的屏障。肺氣充足的孩子，肌膚潤澤、肌表固密，毛孔開合正常，體溫調節能力和免疫力皆強，不易生病。肺虛的孩子，不僅易被外邪侵犯而致多病，還會表現為頭髮乾枯、皮膚乾燥。

腎是生命的發動機，腎好孩子才會好

中醫認為，腎為先天之本、生命之源，它貫穿一個人的生命孕育、出生、發育、成長、精實、衰老的全過程。擁有強壯的腎，是孩子身體健康的最大本錢。

☆ 父母的先天決定孩子的未來

孩子的先天需要靠父母的腎精給予，一出生就已經決定了。爸爸媽媽在孕育新生命時，一定要保護好自己的腎精，做到不傷神（不操心過度）、不耗精（不過勞），生下的孩子才能體格健壯。

☆ 腎藏精，孩子的生長、發育、生殖都離不開腎

腎中所藏精氣，是人體生命活動的原始力量。中醫常說「小兒為純陽之體」，就是指孩子腎精充足，不容易被外邪侵擾。

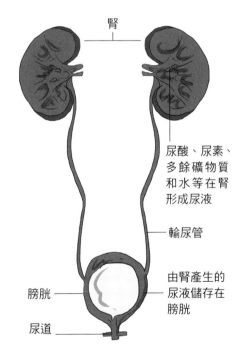

腎

尿酸、尿素、多餘礦物質和水等在腎形成尿液

輸尿管

膀胱

尿道

由腎產生的尿液儲存在膀胱

腎的工作流程

精分為先天之精和後天之精。先天之精是從父母那裡遺傳來的,它有促進生長和繁殖後代的能力。後天之精來源於水穀精微,即是靠脾胃化生的營養物質所得,具有滋養臟腑的作用。先天之精和後天之精相互依存,彼此為用。

一個人從小到大,包括生長、發育和生殖,都是腎精在推動,所以說,人終其一生,都要好好保護腎這個至關重要的臟腑。

☆ 腎主水,是人體的「篩檢程式」

腎主水,是指腎具有主持和調節人體水液代謝的功能。人體的水液代謝包括兩方面:一是將具有滋潤臟腑組織作用的津液輸布全身;二是將各臟腑組織代謝後的濁液排出體外。而水液代謝過程的實現,主要依賴腎的「氣化」功能。有的孩子會出現遺尿、尿床等問題,通常是腎的水液代謝失常引起的。

☆ 腎主骨,腎好的孩子長得高

「腎主骨」,即腎充養骨骼。如果腎精充足,人的骨質就會得到很好的滋養,骨骼發育自然正常,堅固有力;假使小兒腎功能失常,腎精不足,就可能造成骨骼發育不良或生長遲緩、骨軟無力、囟門遲閉等。

孩子的脾肺腎都很嬌貴,
最容易受外邪「侵犯」

古人認為孩子很少有心肝之火等問題,所以造成他們生病的原因主要有二:吃多了,凍著了。小孩最常見的病症,大多是咳嗽、發熱、積食……如果家長在生活中細心一點,儘量維持脾肺腎的健康,基本上就能解決孩子多數的小病小痛。

☆ 小兒脾常不足

脾為人體氣血生化之源。脾不好，吃到肚子裡的食物，不能轉化為氣血輸送到全身各處，各個臟器的功能就無法正常運轉。

明代醫書《幼科發揮》中說：「小兒脾常不足，尤當調理。調理之法，不專在醫，唯調母乳。節飲食、慎醫藥，使脾胃無傷，則根本固矣」。意思是說，孩子的脾通常比較虛弱，應該著重調理，但方法不完全是倚靠醫生，而是要調節孩子飲食，謹慎用藥，讓脾胃不受傷害，就能使其強大。由此得出結論說，「調理脾胃者，醫中之王道」。因此，家長一定要注意養護孩子的脾胃。

貪吃是孩子的本性。有句俗話「吃飯不知饑飽，睡覺不知顛倒」，就是形容小孩子的。但是，他們的脾胃功能還不完善，如果吃太多肥甘厚膩的食物，就容易積食，傷到後天之本——脾。

脾胃虛弱，營養吸收就會出現問題，個頭容易比其他的孩子矮小，發育也會比較晚，整體狀況當然是略遜一籌。

◆　哪些因素會傷孩子的脾？　◆

飲食不當	飲食過量、吃太多高熱量的食物、偏食、挑食
外感六淫 自然界的 風、寒、暑 濕、燥、火	・風邪容易引起厭食、嘔吐、腹脹 ・寒邪易損脾陽，導致胃寒、呃逆 ・暑邪易導致夏天胃口不好 ・濕邪阻滯脾氣，孩子會出現腹脹、食慾缺乏等症 ・燥邪耗傷津液，使脾胃失去濡養，致使孩子進食少、大便乾燥 ・火邪會傷脾耗氣，孩子往往表現出食慾不振、疲勞倦怠
情志失調	憂思傷脾：脾氣鬱結就會生病

☆ 小兒肺尤嬌

　　肺質地疏鬆，「虛如蜂巢」，在五臟之中最為嬌嫩。小兒屬於稚陰稚陽之體，肺臟嬌嫩尤甚。

　　明代的《育嬰家祕‧五臟證治總論》中說：「肺為嬌臟，難調而易傷也……天地之寒熱傷人也，感則肺先受之。」人的五臟中，只有肺跟外界相通。從生理結構上講，心、肝、脾、腎這四個臟器都在下面，唯獨肺像支傘一樣，在上頭幫它們遮風避雨。

　　所以中醫曾云「肺為清虛之體，且居高位，為諸臟之華蓋，百脈之所朝，外合皮毛，開竅於鼻，與天氣直接相通，六淫外邪侵犯人體，不論是從口鼻而入，還是侵犯皮毛，皆易於犯肺而致病。」風、寒、暑、濕、燥、火這六邪進犯身體的時候，肺總是首當其衝。正因如此，如果孩子身體孱弱，就容易出現呼吸系統疾病。孩子肺臟功能弱的時候，還會引起其他地方不適。

◆ 哪些因素會傷孩子的肺？ ◆

外邪傷肺	風寒：出現鼻塞、流涕、頭痛、咳嗽、咳痰等症狀 濕邪：夏季多濕熱，孩子易患肺炎、支氣管炎、扁桃腺炎、咽炎 燥邪：秋天燥氣重，容易灼傷肺臟，造成孩子皮膚乾燥、口乾、便祕
痰飲傷肺	水濕內停，形成痰飲，損傷肺臟，導致咳嗽
勞累傷肺	勞累傷氣、耗血，致使氣血虧虛，出現肺系病症
汙染傷肺	大氣汙染、二手菸等

☆ 小兒腎常虛

　　腎為先天之本，腎中元陰元陽為生命之根，關係到人的稟賦體質與成長，

各臟之陰取之於腎陰的滋潤，各臟之陽需依賴腎陽的溫養。孩子的生長，抗病能力以及骨髓、腦髓、髮、耳、齒等的正常發育與功能，均與腎有關。

小兒初生正處生長發育之時，腎氣未盛、氣血未充，而腎氣會隨年齡增長而逐漸充盛，這就是小兒為何會「腎常虛」之意。腎虛的孩子，容易出現遺尿、五遲五軟（參考第一一五頁）等。

◆　哪些因素會傷孩子的腎？　◆

外感傷腎	腎氣衰弱，不僅肺氣不足，元氣也會不夠，免疫力當然變差，咽喉要道失去防禦疾病的能力，感冒機率會顯著增加
驚恐傷腎	中醫認為，五情之中恐最傷腎，所以儘量不要讓孩子受到驚嚇

順著脾肺腎養，孩子才能不生病

補養脾、肺、腎，要根據每個臟器的特點來進行——順時、順勢而為。這樣才能把臟腑調理順暢，孩子不容易被疾病盯上。

☆ 脾喜燥惡濕

「喜」為喜好，「惡」是討厭畏懼。中醫認為，脾陽氣充盛，則運化水液的功能正常，水濕便不會在體內潴留，濕邪不易在一旁蠢蠢欲動；而脾虛不運則容易生濕，濕邪困脾，往往會導致脾出現不適。

要保護好孩子的脾，必須做到飲食有節，不偏食、挑食，也不暴飲暴食，少吃零食及過甜、過冷、油膩、辛辣食物。另外，別讓他們在潮濕陰冷的環境中玩耍，以免濕氣困脾。

☆ 肺喜潤惡燥

乾燥為秋天的主氣，肺又是孩子最嬌嫩的器官，所以秋天的燥氣最容易損傷孩子的肺。正因秋燥傷肺，到冬季常常會感染很多呼吸系統疾病，例如咳嗽、支氣管炎、肺炎等。

秋季要護肺，最有效的辦法是讓孩子多喝水，要比其他季節每天多喝兩百～三百毫升的水。另外，按照五行和五臟搭配的理論，秋季通肺，代表顏色是白色，因此多吃白色食物有利於潤肺，譬如山藥、蓮子、銀耳、雪梨等都有滋陰潤肺的功效。

☆ 腎喜溫惡寒

中醫認為，「腰為腎之府」，腰部是腎臟所在地。所以說，加強腰部的保健相當於滋養腎臟。首先，要時常按摩孩子腰部，每次五分鐘左右即可，以有溫熱感為宜。按摩腰部，能促進腎臟中精氣的升發和氣血的運行，對腎臟非常有幫助。

還要做好孩子腰部保暖防寒工作。因為腎喜溫惡寒，如果腰部常被寒冷之氣侵襲，則會使氣血紊亂，所以要妥善照顧，別讓腰部受寒。

兒科中醫小學堂

秋天要養肺，記得讓孩子比平常多喝兩百至三百毫升的水，也可以多吃山藥、蓮子、銀耳、梨子等白色的食物。

為人父母必知孩子的
生理和病理特點

常言道，「為人父母，不知醫者為不慈。」呵護孩子身體健康，作為爸爸媽媽的人，不能不了解他們的生理、病理特點。

✔生理特點之一　　臟腑嬌嫩，形氣未充

孩子出生之後，臟腑尚未發育完全，就像小禾苗一樣，剛剛冒出頭，非常「嬌嫩」，一有風吹草動便很容易受傷。再者，他們的形體不似成年人那般結實強壯。如果天氣突然變化，或者吃得太多，大人可以很快地調節、適應，但孩子一不注意就會生病。

✔生理特點之二　　生機蓬勃，發育迅速

兒科專著《顱囟經》中提出，孩子是「純陽」之體，生機蓬勃，發育迅速，就像「旭日初升」、「草木欣欣向榮」的樣子。

✔病理特點之一　　發病容易，傳變迅速

孩子「臟腑嬌嫩，形氣未充」，一旦生病，就會表現出「發病容易，傳變迅速」的病理特點。《溫病條辨・解兒難》中說，小兒「邪之來也，勢如奔馬；其傳變也，急如掣電」，就是說孩子感受邪氣發病，像馬奔跑起來那樣快；而變化起來，又像閃電一樣迅速。

✔病理特點之二　　臟氣清靈，易趨康復

孩子的身體和成人不同，成人經過一路風風雨雨的長年浸染，體內多數有了痰濕、濕熱、瘀血等，這些都會影響身體臟氣的清靈通達，導致生病後痊癒變慢。但孩子並沒有受到太多的「汙染」，元氣是充足的，臟氣也很清靈，所以感受邪氣生病後，正氣就能夠迅速調動起來祛除邪氣，進而利於康復。

脾肺腎
本就是息息相關

脾為土，肺為金，土能生金

　　一般情況下，孩子的常見病主要集中在脾和肺上，把這兩個臟器安撫好，他們的病就少了大半。

　　清代兒科名著《幼科鐵鏡》上說：「脾臟屬土，土為萬物之母，亦是人身之母。」而脾與肺是土生金的關係，脾土不佳，肺金的功能也會跟著減弱。那些脾胃不好的孩子，天氣稍微有變化，就容易感冒、發熱、咳嗽。

　　古代行軍打仗，經常說「兵馬未動，糧草先行」。如果把小孩子的身體比作一支軍隊，那脾胃就是負責「糧草」的押運官，意思是想要讓孩子的身體健康強壯，就必須先把脾胃調理好。

☆ 中醫常用補脾的辦法養肺

　　因為小兒「脾常虛」，所以脾氣虛會使肺氣不足，也就是「土不生金」，

調理時應該用「培土生金」的辦法來補脾養肺，就能降低呼吸系統疾病發生。

🍴 山藥糯米粥

材　　料｜ 山藥一百克，糯米五十克，枸杞子五克。

做　　法｜ 1. 將山藥去皮，洗淨，切塊；糯米淘洗乾淨，放入清水中浸泡三小時；枸杞子洗淨，備用。
2. 糯米和山藥塊一起放入攪拌機中打成糊。
3. 將糯米山藥糊和枸杞子一起放入鍋中煮成粥即可。

功　　效｜ 山藥健脾養肺、補體虛，糯米健脾益肺、和胃安神。兩者一起煮粥食用，健脾肺效果更好，能增強孩子體質。

肺為金，腎為水，金能生水

從五行的關係來說，肺屬金，腎屬水，金能生水，又稱為肺腎相生。肺吸入自然界的清氣是後天之氣，腎精所化生的元氣則為先天之氣。後天之氣能夠培養先天，先天之氣可以促生後天，一先一後，相互滋養，能夠透過補益腎氣達到補肺氣的作用。

☆ 腎為氣之根，肺為氣之主

中醫認為，腎為氣之根，肺為氣之主。腎精充攝，有利於肺的肅降；肺的肅降，也對腎納氣有裨益。如果肺腎功能受到影響，孩子可能會出現氣短、氣喘等症狀。另外，肺腎兩臟同主水液代謝，必須相互配合，才能相得益彰，共同完成此一任務。

✗ 核桃花生露

材　　料｜核桃五十克，花生仁一百克，紅棗兩個，白砂糖適量。

做　　法｜
1. 將紅棗、核桃和花生仁用清水洗淨，紅棗去核後切小塊備用。
2. 將所有材料與一千毫升清水加入果汁機中攪碎，再放入鍋中煮成核桃花生露。
3. 過濾掉渣滓後，加入適量白砂糖調味後即可飲用。

功　　效｜核桃性溫，味甘，入腎、肺、大腸經，有補腎、強腰固腎、溫肺定喘的作用。孩子常吃核桃，可補肺腎。

注意事項｜一歲以下的孩子不能吃糖，一歲以上的孩子少吃糖。另外，花生為容易過敏的食材，確認孩子不會過敏後再食用。

脾與腎關係密切，健脾就能固腎

脾氣的健運必須依靠腎陽的溫煦，而腎精也需要補充脾所運化的水穀精微。此外，脾負責運化水液，腎則是主管水液代謝，兩者只有互相幫助，彼此配合才能順利完成。因此，中醫稱之為「脾腎互助」。

☆ 脾胃虛弱的孩子精氣神也不好

腎藏精生髓，脾胃虛弱的孩子精氣神也不好，不愛動。別人家的小朋友活潑成長，但脾虛的小孩卻是懶動少言，生長也相對緩慢。

☆ 補鈣要從補脾固腎開始

現在許多家長都意識到，鈣對於孩子的骨骼很重要，也很注意給他們補鈣。那為什麼還有不少人缺鈣呢？其實，要達到有效補鈣的目的，必須提高孩子對鈣的吸收能力，而不是單純計算鈣攝入總量。脾和腎對鈣的吸收影響很大，媽媽在幫孩子補鈣時，一定要注意從健脾補腎入手。

腎主骨，就是說骨質的增加和牢固主要受腎控制。現代醫學認為，人體的腎臟對體內鈣的調節、平衡有主導作用，同時也是其排泄管道之一。

脾主運化、主升清，各種營養成分、精微物質都要透過脾來消化吸收，並運輸到全身各處。很多孩子在補鈣時會出現便祕、厭食等現象，乃因脾氣不足所造成。因此，要增加他們對鈣的消化吸收，關鍵在於調整體質、增強其脾腎功能。

☆ 推推大拇指，就能強健脾腎

要想讓孩子的脾腎強健，推拿的效果很好。家長每天只要花上幾分鐘在孩子的拇指部位推按幾下，就能使他們的脾腎功能變佳。

每天用拇指指腹，從孩子拇指尖往指根方向，直推五十～一百次，稱為補脾經。

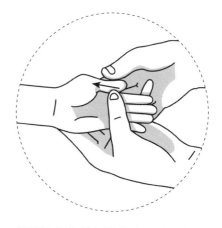

從孩子拇指橈側緣指尖，向指根方向成一直線推按

護衛孩子脾肺腎的六大祕訣

若要小兒安，三分饑與寒

古代醫家有育兒警語，「若要小兒安，常受三分饑與寒」。為何這麼說呢？一是因為其「純陽」的體質特點，二是現代人育兒，總是怕孩子餓著凍著，一定要讓他們吃飽，穿暖。

那「三分饑與寒」是什麼意思呢？正確的解釋應該是，饑為調節飲食，寒為適應低溫。也就是說，不要讓孩子吃得太飽，也不要給孩子穿得過厚。

因為小兒脾常不足，如果吃得過飽，會損傷稚嫩的胃腸，而導致多種不適。假使「包太緊」，會讓「純陽」之體陽氣更盛，損耗陰液，造成出汗，反倒容易感冒。尤其是小兒頭部，不宜包裹厚重，這會使其陽熱不能外蒸，引發疾病。所以，頭部過暖是育兒大忌。

☆ 孩子穿衣要講究

古代醫家均強調，孩子穿衣首要避免刺激嬌嫩的肌膚，二是不要穿得過多。

☆ 孩子飲食有禁忌

一忌太飽；二忌生冷肥甘，包括冷飲、性寒的食物、油炸食品、不易消化的食物都不適合；三忌五味太過，過酸、過甜、過鹹的飲食都不應該給小孩食用。

軟、熱、少對脾好；冷、多、硬脾易病

現今有不少孩子喜歡吃冷、硬的食物，還吃特別多。經常見到小孩手裡總拿著一包速食麵或零食吃；或者是一年四季都愛喝冷飲；遇到愛吃的美食就吃到過撐。其實，這些都違背了中醫養兒、護兒的原則，對孩子的生長發育很不利。

☆ 老祖宗的智慧——「養子十法」

中醫古籍《活幼便覽》一書中提及「養子十法」，裡面說到「吃熱、吃軟、吃少則不病，吃冷、吃硬、吃多則多病。忍三分寒，吃七分飽，頻揉肚臍，一要背暖，二要肚暖，三要足暖，四要頭涼，五要心胸涼」。

☆ 飲食「冷、多、硬」有什麼不好？

吃過硬的食物，就像是吞下一堆石頭，脾胃會非常難受；冷飲喝太多，彷彿給脾胃當頭澆下一盆涼水，體內容易生寒；吃得過飽，則相當於虐待脾胃，開始還只是消化不良，時間久了，孩子就會因脾胃虛、吸收不好而體弱多病。

☆ 適合孩子脾胃的食物才是最好的

孩子的脾胃對食物是有選擇的，喜歡喝粥，吃軟一點的東西，不愛食物涼了的感覺。另外，吃得太多，胃撐得慌，蠕動起來就會比較困難。所以孩子少吃一點，才能充分吸收食物的營養，有助健脾益胃。

乳貴有時，食貴有節

孩子生病的原因之一是食積，食積有可能是吃多了。作為家長，一定要堅持「乳貴有時，食貴有節」的原則來養護孩子，並在生活中認真執行，他們才不容易生病。

☆ 乳貴有時：給孩子餵奶要有時間規律

不少年輕媽媽都犯過這樣的錯誤：只要孩子一哭，就以為是餓了，急急忙忙過去餵奶。豈不知這樣會影響他的身體健康，甚至受疾病困擾。

「乳貴有時」，指的是給孩子餵奶要有時間規律。母乳為六個月以內嬰兒最理想的天然食品，是任何食物都無法取代的。嬰兒胃腸嬌嫩，更適合吸收母乳，而且母乳營養好，讓胃腸負擔小。另外，還含有很多活性抗體成分，對孩子有保護作用，使其少生病。

餵孩子喝奶的規律需要媽媽去摸索。一個小時？兩個小時？還是三個小時餵一次？有的媽媽產乳豐富，孩子很容易一次吃飽，這就需要間隔時間長一點；反之，則要短一些。

☆ 食貴有節：吃飯要有節制，不要一次吃太多

孩子三歲以後，就要養成三餐定時、飲食規律的習慣。這一點，需要爸爸媽媽嚴格把關，才能做到「食貴有節」。首先，不能吃得太飽；其次，食材的選擇要有原則，天然的、當季的、營養豐富的食物要多吃，油炸食品、垃圾零食要儘量少吃，最好不吃。

在此基礎上，可以適當配合一些健脾消食的紅棗、山藥、山楂等，這些常見的食材放入孩子的日常飲食中，有極佳的保健防病效果。最重要的是，千萬不要讓他們養成偏食的習慣，否則會損傷脾胃。

「小胖」或「排骨」，先天不足後天補

為什麼現在的孩子有的很胖，有的卻特別瘦？原因是多方面的，主要內因是其脾胃虛弱。

時常聽到家長在抱怨：「我家的孩子太瘦了，怎麼餵也吃不胖。隔壁鄰居的小孩圓滾滾的，多可愛。」「孩子肉肉的，但不結實，身體總是出毛病，外表過於虛胖也不好看，也不喜歡運動。」

☆ 過胖、過瘦都不健康

瘦弱的孩子，人們常用「排骨」的樣子來形容，這種小孩一般都是脾胃虛弱，吃進去的食物不能很好地被消化吸收，自然偏瘦。他們臉色不好，睡眠不佳，身體的體質更是差。如果這時候不注意調養脾胃，進一步就會出現營養不良，也就是中醫說的「疳積」。孩子很瘦，生長發育也會受到影響。

至於「小胖」，大家可能覺得這樣的孩子能吃，為何還會脾胃虛弱呢？因為僅是能吃不行，還要看他吃進去能不能消化。脾胃虛弱者，吃得多但不能消化，就會變成虛胖。

☆ 順著脾胃的脾氣吃，孩子才健康

如何做才是對脾胃好呢？關鍵是吃對，亦即吃好一日三餐。《黃帝內經》中有「五穀為養，五果為助，五畜為益，五菜為充」的說法，把主食、蔬果、肉蛋奶合理搭配，不偏食不挑食，尤其應該多吃些蔬菜，這就是順著脾胃的脾氣來吃。

擔心孩子吃東西不容易消化或胃口不好，可以每天讓他食用一點健胃、消食的食物，像是山楂、紅棗、山藥等。

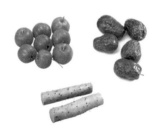

魚生火，肉生痰，青菜豆腐小兒安

正處於生長發育階段的孩子，任何營養都不能缺乏，所以他們的食譜應該豐富多樣。但現在許多父母，是什麼東西昂貴就買給孩子吃，每餐都離不開大魚大肉。這是一種錯誤的飲食觀念。

☆ 為什麼說「魚生火」？

很多人認為，魚在寒冷的水裡生存，應該是性寒的，為什麼吃魚反倒會「生火」呢？古代醫家曾云，「諸魚在水，無一息之停，皆能動風動火」「至陰之物，陰極則陽復」。雖然魚在溫度較低的水中生活，但身體要產生足夠的熱，才能抵禦寒冷，必須不停地游來游去，所以魚反而是熱性的，吃魚就容易上火。

民間將魚稱為「發物」，在嬰幼兒時期，身體中有諸多系統均還沒發育完善，各種酶的分泌也尚未健全，過早接觸「發物」會引起致敏反應，還容易生濕疹和瘡。

☆ 肉吃多為什麼會發胖？

名醫李時珍在《本草綱目》中講到，豬肉性微寒，多吃生濕氣與痰。他說「凡豬肉能閉血脈，弱筋骨，虛人肌，不可久食。」性微寒的肉食進入體內，身體就得動用熱量來對抗消化，不小心熱調過頭就會上火。如果不及時調理，時間長了孩子就會出現地圖舌（舌頭出現白白的、不規則的形狀，就像地圖一樣）、手腳心熱、睡覺不安等一系列陰虛火旺的症狀。

多吃肉生濕多痰，濕在體內是水腫，所以肉吃多會發胖，而且是臃腫的虛胖。這樣的孩子免疫力低，抗病能力弱，容易感冒、咳嗽，就是所謂的「易感兒」。

☆ 青菜豆腐營養健康

平常大人和小孩飲食上都可以多吃青菜豆腐，「青菜」是指新鮮綠色蔬菜，其中含有人體所需要的多種維生素，因此多吃青菜有益於身體健康；「豆腐」不但富含鐵、鈣、磷、鎂等人體必需礦物質，還含有大量的優質蛋白質，且為補益清熱養生食品，常食可補中益氣、清熱潤燥、生津止渴、清潔腸胃。將「青菜」與「豆腐」這兩種簡單又便宜的食物搭配在一起，亦能提供孩子較高的營養。

☺兒科中醫小學堂

我們通常會建議父母，煮給孩子吃的飲食以均衡為宜，像是雞、鴨、魚、蝦、豬、牛、羊等每天都可以輪著吃，蝦、魚等每周不要超過兩次。蔬菜、水果就可以多挑選當季新鮮的，只要挑選當季蔬果魚類，通常就會營養豐富。也從小養成孩子不挑食的習慣。

要讓小兒安，三里水不乾

　　足三里穴是有名的強壯穴，對孩子的成長有很好的補益作用。中醫有句古話叫「要使小兒安，三里水不乾」，本來是指艾灸孩子的足三里穴，達到祛病保健的目的。但艾灸操作起來不太方便，孩子也不一定樂意接受，那就換個方式，常給他按揉足三里穴，同樣也能取得健身防病的效果。

　　按揉足三里穴有補益脾胃、健胃消食、強壯身體的作用，尤其適合脾胃虛弱的孩子，而且對於發育較慢、營養不良，或是感冒、虛喘等病症，也有很好的預防功效。

☆ 肚腹三里留

　　中醫《四總穴歌》中有一句話「肚腹三里留」，如果孩子有消化不良的早期症狀，表現為不想吃飯、腹脹、噁心，按一按足三里穴，就能改善胃口不好的毛病。

☆ 足三里穴的位置

　　足三里穴位於外膝眼下三寸，脛骨旁開一寸處。可以讓孩子站立，彎腰，把同側的手掌張開，虎口圍住膝蓋外緣，四指直指向下，食指按在脛骨上，中指尖所指的位置就是足三里穴。

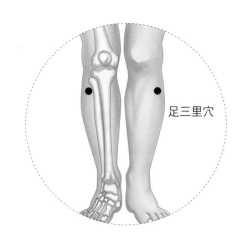

足三里穴

☆ 按揉足三里穴，
　 健脾胃、長高個

　　用拇指指腹按揉兩側的足三里穴
一百～兩百次。如果是日常保健，按揉
的力度可以輕一些；假使孩子有積食症
狀，按揉的力量就要稍重一點，時間也
需要適當延長。

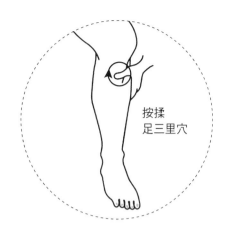

按揉
足三里穴

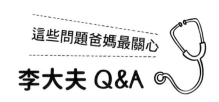
Q. 孩子脾肺腎出了問題，有哪些典型的症狀？

說到育兒，中醫經常提及的是「稚脾」、「嫩肺」、「嬌腎」，也就是孩子的脾肺腎都比較柔弱，需要較多地養護。

脾是孩子的後天之本，成長發育所需要的營養，全依賴其供給。值得注意的是，這顆「脾芽」的養育是非常講究的，並不是給多少就能吸收多少。中醫有「飲食自倍，脾胃乃傷」，不可「乳食並進」等說法，這都是為了照顧稚嫩的脾。但許多家長生活中沒注意到這些細節，結果孩子積食、挑食、厭食，以致於面黃肌瘦。

肺是孩子身體的「第一道防線」，皮毛、口、鼻都與肺相通，而外界的風、寒、暑、濕、燥、火都會透過皮毛、口、鼻直接入肺，最容易使孩子感冒、發熱、生痰。腎作為先天之本，決定了孩子身體是否強壯、能否長高、骨骼可否發育完全、頭腦是否聰明等。如果出現遺尿、尿頻、長不高、智力發展較慢等問題，往往是腎不足的表現。

Q. 孩子長不高，是否需要吃營養補給品？

通常不建議。孩子長不高可以透過曬太陽、多運動、均衡膳食、提高睡眠品質、保持愉快心情等方法來幫助他們成長。

再好的營養補給品，也不可能讓孩子一下子就「高人一等」，還可能會加重他們的腎臟負擔，反而影響未來的身高。

Q. 怎樣判斷孩子是不是上火了，該如何給孩子補水？

有的家長怕孩子上火，不停地讓他們喝水，每天抱個水壺跟在後頭，不管渴不渴都倒給他們喝。在給孩子喝水時，可以先看看他們的舌苔：如果苔少，而且舌尖紅，那就說明孩子體內有火，該多喝水；如果舌苔厚，舌體胖大，那即代表消化不好，有濕困脾。這時，就不能再給他們多喝水，否則脾消化不了。

Q. 配方奶裡是否各種營養都有？

當然不是。配方奶的廣告，都宣稱自己最接近母乳，模擬天然母乳成分。其實，它是給喝不到母乳的孩子之替代品，是媽媽母乳不足的被動選擇。

第二章

養好脾，胃口開、
不積食、不腹瀉、不便祕

孩子不愛吃飯、沒食慾，脾胃不和在添亂

脾和胃，與吃飯關係最密切

孩子的吃飯問題往往是家裡的頭等大事，為了能吸引他們的目光，打開他們的胃口，家長總是想破了頭，卯足了勁。要想孩子聰明、健壯、個子高，就得想辦法讓他們好好吃飯，偏食、厭食的孩子不僅經常生病，身體發育也會受影響。

☆ 脾胃的功能，既有區別又有連結

脾胃是負責消化的臟腑，孩子沒有食慾、不愛吃飯，很多家長也知道可能是他們的脾胃出了問題。但是，脾胃在食物的消化吸收過程中，究竟扮演的角色為何？它們之間又有什麼區別或關聯呢？

脾胃在功能細分上，雖然有不一樣的地方，但兩者都是負責獲取營養的，所以密不可分。脾和胃的一升一降，就完成從消化到排泄的全部過程。

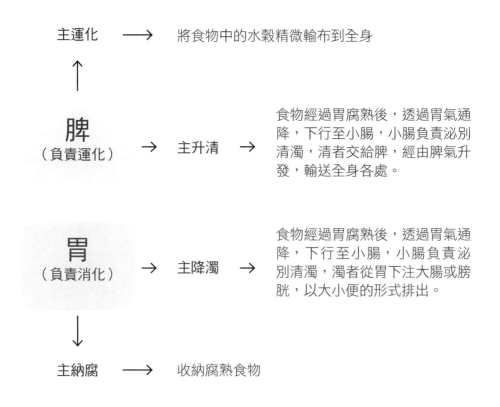

主運化 ⟶ 將食物中的水穀精微輸布到全身

脾（負責運化） → 主升清 → 食物經過胃腐熟後，透過胃氣通降，下行至小腸，小腸負責泌別清濁，清者交給脾，經由脾氣升發，輸送全身各處。

胃（負責消化） → 主降濁 → 食物經過胃腐熟後，透過胃氣通降，下行至小腸，小腸負責泌別清濁，濁者從胃下注大腸或膀胱，以大小便的形式排出。

主納腐 ⟶ 收納腐熟食物

☆ 脾胃的特性有所不同

　　脾喜燥惡濕，胃喜潤惡燥。雙方相互協調，脾能夠為胃受燥，胃也能為脾受濕；脾可以輸布津液滋養胃，胃也可以利用通降作用為脾除濕。

　　脾胃好的孩子食慾佳、吃飯香、消化吸收功能良好，身體也強壯，很少生病。

補充淡味食物，給孩子充足的營養

現在很多父母自己本身就有不良的飲食習慣，喜歡吃重口味的食物，也把這種惡習，帶入家庭中；做菜的時候，用了很多油、鹽和調味料，時日一長，孩子也成了受害者。

☆「重口味」容易刺激脾

口味來自脾，脾氣足則味蕾更敏感，但口味重了，就會刺激到脾。孩子小時候常吃過鹹辛辣之物，長大後也很難做到清淡飲食。一個人將來喜歡吃什麼，通常取決於原生家庭餵養的習慣。這些重口味的食物，中醫稱之為「肥甘厚味」。孩子的脾胃很嬌嫩，如果經常給他們吃這些東西，勢必影響脾胃的健康。

☆健脾之道就是多吃甘淡食物

「甘」就是食材裡自有的甜味，如咀嚼米飯或饅頭時，或是吃地瓜或南瓜時，都能品嘗到天然甜的滋味；而淡則是平淡的味道。如果家長用重口味來引誘孩子多吃多喝，脾胃一旦被調重了，往後就無法適應甘淡的食物，必然會導致脾失調。

寒涼的食物就是澆向火爐的水

中醫認為，脾喜溫畏寒。也就是說，脾喜歡溫暖而怕受寒涼侵擾。孩子的脾胃比較柔弱，遇到寒涼刺激就容易引起腹痛、腹瀉等問題。

前面提過，孩子是純陽之體，像一個小火爐。給他們過多的寒涼食物，就好比在旺盛的火爐上澆一盆水，對他們的身體有很大的傷害。

☆ 溫熱性食物是養脾的「好夥伴」

大自然的每一種食物和人一樣，都有自己的「性格」。中醫將食物的「性格」分為平、寒、涼、溫、熱五種。溫熱性食物屬於陽性，可以暖脾健胃，有散寒、溫經、通絡等功效。孩子脾不足，最容易受寒氣侵襲，如常常手腳冰涼、小腹冰冷、面色蒼白，並伴隨有腹痛、腹瀉等症狀，這些就是比較典型的寒傷脾胃之表現，建議讓孩子多吃溫熱性食物。

☆ 寒涼食物會傷孩子脾胃

「寒涼」不單單指溫度冰冷的食物，還包括食物的屬性，像香蕉、西瓜等都是，孩子吃多了會影響消化、吸收。經常吃寒涼水果，容易出現腹痛、腹瀉等，因此吃這些種類一定要適量。如一天吃一根香蕉就好；選擇在夏季吃西瓜，非當季的西瓜反而傷脾胃。另外，秋冬季節要少讓孩子吃寒性水果。

☆ 生薑紅糖水，緩解脾胃　受寒引起的腸胃不適

生薑、紅糖都是溫中散寒的好食物，經常食用可暖脾胃、通陽氣。當一歲以上孩子脾胃受涼，引起腸胃不適時，可取三片生薑，五克紅糖，用開水沖泡，飲用後即可緩解。

😊 兒科中醫小學堂

適合孩子常吃的甘淡類食物有哪些？

可以讓孩子常吃薏仁、南瓜、番茄、油菜、豆腐等清淡食物，有利於健脾開胃、增進食慾。

● **溫熱性食物**
南瓜、木瓜、橘子、牛肉、生薑、韭菜

● **寒涼食物**
苦瓜、黃瓜、柿子、香蕉、西瓜、冰淇淋

孩子積食不消化，脾胃虛弱是病根

百病「積」為先：如何判斷孩子是否積食？

臨床上因為積食導致生病的孩子很多。其意為乳食停聚在中脘之處，積而不化，由氣滯不行所形成的一種脾胃病。《景岳全書‧小兒則》中指出：「蓋小兒之病，非外感風寒，則內傷飲食。」這充分表明「積食」在小兒疾病中的範圍之廣。

孩子的疾病看似種類各異，但深究之下都與積食有關，如咳嗽、發熱、咽炎、肺炎、頭痛、便祕、腹瀉等，都可能是積食引起的。

☆ 積食的常見症狀有哪些？

積食的症狀有很多，家長可以仔細觀察來判斷：①口有異味。②大便比較臭。③大便次數增多，每次黏膩不爽。④舌苔變厚。⑤嘴唇這幾天突然變得很紅。⑥臉容易出現發紅的情況。⑦食慾紊亂。⑧夜晚睡覺不安穩。⑨感冒後容

　　一個六歲的小女孩竟然是「老病號」？她總是感冒，而且一感冒就咳嗽，長期不癒，抗生素、止咳藥吃了不少，就是不見好。我問媽媽，孩子平時愛吃什麼？媽媽說，薯條、巧克力、漢堡。還補充說明，小女生大便時常乾燥，嘴裡味道重；顴骨處紅紅的，舌苔又厚又膩；手心大冷天還是熱的……

　　以上都是食積的表現。我對媽媽說，孩子咳嗽是零食吃太多導致的。家長平時讓孩子吃了太多過甜、油炸的食物，把他們的脾胃都吃壞了，吃進去的東西消化不良，略微著涼就會咳嗽。

　　我開了消食導滯、宣肺化痰的藥，囑咐孩子平時認真吃正餐，多食蔬菜，儘量不碰高熱量的零食，沒過多久，孩子的咳嗽就好了。

易咽喉腫痛。⑩飯後肚子脹痛、腹瀉。這些情況不一定同時出現，但每一項都對識別孩子是否積食有幫助。

孩子積食，家長通常是罪魁禍首

　　臨床上，絕大多數孩子的身體問題，都和飲食不當、脾胃失和有關——正氣不足，外邪入侵。表面上看是感冒、發熱、咳嗽……但根本原因是爸媽餵養方式不正確。如果家長懂一點中醫知識，自己就可以對孩子的脾胃進行調理，也不會輕易被疾病纏身。

　　為什麼現在胃口不好的孩子這麼多呢？

☆ 家長太縱容孩子挑食

端到孩子面前的飯菜不對他們的胃口，他們就不好好吃。有的父母還端著飯碗，滿屋追著跑邊哄邊餵，吃一口飯要花上五、六分鐘。有的孩子勉強吃了一點，就說飽啦要去玩了，其實根本沒有正常吃飯，結果是肚子很快就餓了，餓了就吃零食。而這些零食通常是不健康的食物，長期這麼吃，孩子的脾胃就會受傷。

☆ 孩子偏好某種食物

例如孩子喜歡吃巧克力，家長就買一大包，讓他吃得過癮。同一種食物一下吃太多，尤其是屬於高熱量者，就會造成積食，然後脾胃功能自然下降。這時再讓他吃正餐，他就會選擇不吃，因為沒胃口。

☆ 不健康的食物充斥

許多孩子愛吃各種零食，喜歡喝各類飲料。這類食品現在都會含有某些人工色素或是添加物，對人體健康有不良影響。孩子一旦嗜食這些東西，可能對正餐就會失去興趣，導致飲食規律紊亂，使脾胃受傷。

正確揉肚子，能解決孩子積食

孩子積食，胃就會不舒服，通常表現為腹脹、不想吃飯、消化不好。當這種情況出現時不要著急，掌握一套特效摩腹法，揉揉他們的肚子就能得到有效的改善。

☆ 揉肚子，促進腸道蠕動

中醫認為，經過肚子的經絡是脾經、肝經和腎經，透過揉肚子，便能達到調節肝、脾、腎三臟功能的作用，讓身體內「痰、水、濕、瘀」散開。現代醫學認為，人的結腸分別由升結腸、橫結腸、降結腸、乙狀結腸組成，所以揉揉腹可以促進腸道蠕動。

☆ 如何揉肚子最見效？

方法很簡單：把除了拇指以外的四隻手指併攏，放在孩子的肚子上，然後輕輕做盤旋狀揉動，以肚臍為中心，先逆時針三十六下，後順時針三十六下。順揉為清，逆揉為補。連續揉三十分鐘，對孩子脾胃的保養功效很好。重點是除拇指外的四指一定要併攏，否則氣就散了。

😊 兒科中醫小學堂

揉肚子時，
肚子咕嚕咕嚕叫
是正常反應嗎？

如果揉的時候孩子的肚子咕嚕咕嚕叫，說明他在排氣，家長不用緊張，這是正常的現象。

李醫師診療室

鄰居家四歲的小男孩，這兩天總說肚子不舒服，排便不順暢。我用手一摸，圓鼓鼓的，代表是積食引起的消化不良，便用摩腹法幫他做調理。上下午各揉了三十分鐘，揉完後，聽見他的肚子裡咕嚕咕嚕叫了一陣，就再也不嚷嚷不舒服了。

改善積食，山藥小米粥簡單有效

　　當孩子出現不愛吃飯、體重減輕、面黃肌瘦或腹瀉時，家長會憂心忡忡，不知該如何調理孩子的飲食。其實最簡單有效的方法，就是用山藥和小米煮粥食用。

☆ 山藥和小米搭配，健脾益胃助消化

　　山藥性平、味甘，歸脾、肺、腎經。古籍記載，多吃它有聰耳明目、延年益壽的功效。清朝慈禧太后為健脾胃而吃的「八珍糕」中，就含有山藥。孩子若能常吃，則能強健脾胃。《滇南本草》有云，小米主滋陰，養腎氣、健脾胃，多吃有補腎暖脾的功效。所以將此二者搭配煮粥，健脾胃助消化的效果更好。

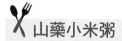 山藥小米粥

材　　料		小米五十克，新鮮山藥一百克。
做　　法		1. 新鮮山藥去皮、洗淨、切塊；小米洗淨。
		2. 砂鍋加水煮沸，放入山藥塊與小米煮成稀粥即可。
		3. 亦可加入少量糖或鹽調味。
功　　效		山藥可補脾養胃、補肺益腎；小米能補虛損、健腸胃。彼此搭配，有消食導滯、健脾止瀉的作用。
注意事項		山藥富含澱粉，胸腹脹滿、大便乾燥、便祕的孩子最好少吃。待上述症狀緩解後，再開始食用。

山楂陳皮大麥湯是消食化積好幫手

孩子脾虛引起的積食，主要表現為不想吃、肚子脹、口有異味、睡眠不安等。當有這些情況出現，就需要透過消食化積來處理。飲用山楂陳皮大麥湯，可解決這類煩惱。

☆ 山楂陳皮大麥湯，消食和胃、化解積食

山楂能消食化積，有助於清除積食問題；如果積食時間長了，就容易生痰，可以用陳皮來化痰，同時它還有理氣的作用，能增強胃腸動力，解決因積食而導致的氣滯、肚子脹等麻煩；大麥則可消食和胃、促進消化。

✗ 山楂陳皮大麥湯

材　　料｜ 山楂八克，陳皮六克，大麥八克。

做　　法｜ 將山楂、陳皮、大麥用水煮開後，再熬二十分鐘即可。

用　　法｜ 飯後半小時服用。三歲以內的孩子，一次喝小半碗（以孩子平時吃飯的小碗為標準）；三～六歲的孩子，一次喝半碗；六歲以上的孩子，一次可以喝三分之二碗或者一碗。酌量頻服，服後汗出即可。

功　　效｜ 消食和胃、化解積食。

注意事項｜ 平時消化不好、脾胃虛弱的孩子建議經常食用。

兒童也有「三高」

門診時經常發現，七、八歲的孩子就有第二型糖尿病。在得知和肥胖相關後，家長們都十分後悔。因為現在的父母在養孩子方面，尤其是成長這一塊，確實有許多錯誤的觀念。

✓ 孩子有「三高」，都是大人慣壞的

據臨床觀察，有「三高」的孩子大多是「小胖子」。大人們都知道肥胖不好，卻沒把這個問題投注在孩子身上。經常是爺爺奶奶有高脂血症、糖尿病，自己忌口很嚴格，卻把好吃的一股腦塞給自己的孫子孫女；或是他們想吃什麼，絕對有求必應。表面上是疼愛孩子，實際上卻是毀掉他們的健康。

✓ 孩子肥胖有哪些危害？

孩子和大人一樣，如果攝取的營養不均衡，熱量超標，就會誘發高血壓、高脂血症、高血糖，即所謂「三高」。以前是中老年人的「專利」，現在卻是不少孩子的隱憂。如果當爸媽的不留意孩子的「三高」問題，久而久之就會形成動脈粥狀硬化，使心臟負荷增加，增加他們罹患冠心病的機率。

另外，肥胖還會導致胰島素功能異常、葡萄糖代謝紊亂，這時候孩子就可能會得糖尿病。再加上誘發呼吸睡眠障礙、膽結石、膽囊炎、膝內翻、膝外翻、女孩月經初潮提前、男孩陰莖短小等，疾病更是族繁不及備載。

✓ 家有小胖子該怎麼辦？

生活中，家長一定要多注意孩子的體重控制。減肥是一項重大的工程與挑戰，不能靠減肥藥、餓肚子等方法達到目的，需要平時就培養他們正確且規律飲食的習慣，平常也要鼓勵他們多多運動，假日抽空陪伴他們出去踏青或是郊遊，一方面舒暢身心，一方面也增加運動量。

孩子經常腹瀉，多因脾虛傷食引起

拉肚子成常態，主要原因在脾虛

有一些孩子常拉肚子，到醫院檢查也很難查出病因，屢屢令家長手足無措，不知該怎麼辦。

經常腹瀉的孩子，往往面色發黃、瘦小，肌肉鬆垮、不結實、手腳冰涼，精神狀態不佳。拉肚子多發生在吃飯之後，時輕時重、反覆發作，也沒有明顯誘因，這種莫名原因的腹瀉往往是「脾虛」造成的。

因為孩子脾虛、運化不好，所以吃完就容易腹瀉。這樣，營養物質不能被消化吸收，他們的生長發育就會受到很大的影響，不但瘦弱、面色差，個頭也矮，更糟糕的是，智力也受波及。若將脾胃調理好，孩子就會精神許多。

☆ 不要讓孩子吃寒涼食物，或吃太飽

孩子的脾胃尚未發育完全，如果常吃寒涼的食物，就容易導致脾胃虛弱，引起腹脹、腹瀉。此外，很多爸爸媽媽怕孩子吃不飽，不停地塞食物進他們嘴裡，認為這樣才能補充足夠的營養。實際上，這是傷害脾胃的不智行為。

✿ 注意肚子保暖

　　肚子和腸道沒有脂肪的「保暖層」，所以很容易著涼，導致大便次數增加，即出現拉肚子的症狀。所以要幫忙保暖肚子，一個有效的方法是，晚上睡前給孩子揉肚臍。中醫認為肚臍部分是邪氣進入的通道，護好肚臍，邪氣就難以侵入。

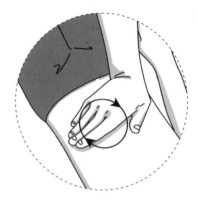

順時針揉三十六圈，逆時針揉三十六圈，揉至孩子肚臍部位變暖即可

快速止瀉方：茯苓山藥粥

　　中醫說，「脾宜升則健，胃宜降則和」，就是脾氣往上走，胃氣往下降，只有二者的功能協調，才能保證我們所吃的食物能夠被正常消化、吸收和排泄。脾胃功能升降失常，就會拉肚子。

✿ 茯苓和山藥，健脾好幫手

　　茯苓性平，味甘、淡，歸心、肺、脾、腎經，可健脾和胃；山藥性平，味甘，歸脾、肺、腎經，有益補脾養胃。它們不像別的中藥那樣有較濃的藥味，熬成粥不但不苦，還略微有些甘甜，所以孩子比較容易接受。

☺ 兒科中醫小學堂

如何處理茯苓和山藥？

先把兩味藥放進研缽裡輕輕搗小塊備用。因為藥用的白茯苓比較硬，不好煮爛，所以要事先浸泡。可以上班前先泡茯苓，下班回來熬粥的時候，再把泡好的茯苓和山藥放進去，二十分鐘左右就會熬得很軟爛。

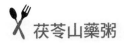 **茯苓山藥粥**

材　　料｜ 茯苓、山藥各六克，白米、小米各二十克。

做　　法｜ 1. 將茯苓、山藥洗淨，焙乾，研成細粉備用；白米、小米淘洗乾淨。

2. 鍋置火上，加適量清水，放入小米、白米煮開，加入茯苓粉、山藥粉再煮開，小火燉至米爛成粥即可。

功　　效｜ 健脾養胃、祛濕止瀉。

李醫師診療室

　　有一次，有位家長帶著一個六歲的小男孩來看病。這孩子經常拉肚子，便樣呈黃色，顏色淺、成形、很稀。這是因為他的脾胃不好，吃下去的食物沒有經過消化和吸收，匆匆在胃腸裡走了一遭，就被排出體外。脾胃虛弱的孩子有一個特點：大便是不太臭的。

　　媽媽說，孩子拉肚子有一個多月了，經常是吃完飯就跑去拉，有時候輕，有時候重。他剛開始腹瀉是因為傷食，這時還不會脾胃虛，但瀉了一個多月，脾胃就會虛弱。結果，飯量一天天減少，臉慢慢變黃，身體也開始消瘦，還總說累，這就是脾虛腹瀉的表現。此時治腹瀉還是要健脾、強健脾胃，腹瀉就能止住。我讓這個媽媽回去給孩子熬茯苓山藥粥喝，喝了一段時間後腹瀉自然得到緩解了。

山楂紅糖膏，調理孩子傷食引起的腹瀉

臨床上，遇到孩子傷食引起腹瀉者不在少數。因為他們吃得過多或飲食不節制，導致腹脹、腹痛，瀉下大便酸臭。由於是傷食引起腹瀉，必然損傷脾胃，讓孩子不想吃飯。

☆ 傷食型腹瀉的主要症狀

如何判斷孩子是不是傷食引起的腹瀉呢？

請把握幾個常見症狀：像是大便酸臭如壞掉的雞蛋，夾有食物殘渣；不想吃飯；肚子脹滿、疼痛等。

☆ 山楂、紅糖，消食化積止瀉

山楂性微溫，味甘、酸，可以消除食積，常吃能增加胃酸分泌，對胃腸功能紊亂有明顯調整作用；紅糖性溫，有化瘀生津、散寒活血、緩解疼痛的功能，並具消食化積、止瀉的效果。

🍴 山楂紅糖膏

材　　料｜ 山楂四十五克，紅糖八克。

做　　法｜ 1. 把紅糖放到鍋內加熱，化開後放入洗淨去核的山楂，均勻攪拌。

　　　　　 2. 繼續加熱至全部溶為一體後取出，稍冷卻即可食用。

用　　法｜ 每日取三十克，飯前服用。

功　　效｜ 消除食積、止腹瀉。

孩子受寒拉肚子，石榴皮紅糖煮水喝

孩子脾胃虛寒也會導致腹瀉，即所謂寒瀉，通常表現為一天多次拉肚子，排水樣便。出現這種情況，家長不要慌張，用石榴皮紅糖煮水給孩子喝，就能夠有效止腹瀉。

☆ 石榴皮、紅糖煮水可止瀉

中醫認為，石榴皮具有澀腸止瀉、殺菌驅蟲的功效；紅糖則可暖腹，能有效驅除體內寒氣。《滇南本草》中說，石榴皮「治日久水瀉，煨砂糖吃」。對於經久性的水樣便腹瀉，用石榴皮和紅糖一起炒過後煮水服用即可見效。

兒科中醫小學堂

吃炒過的麵粉可止寒瀉？

有中醫古籍介紹，吃炒過的麵粉其止寒瀉的效果很好。具體做法是將麵粉炒黃，調糊餵食，一天三次，用量根據孩子年齡、食量而定。一般一歲以上一次用量十～十五克，加入紅糖三～五克，和開水十～十五毫升，調成糊狀後食用，三兩天小兒腹瀉就能痊癒。但需要注意，一歲以內孩子不能吃糖。

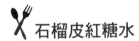

石榴皮紅糖水

材　料	石榴皮二～三克，紅糖二克。	
做　法	1. 將石榴皮、紅糖放入鍋中炒一下，再加大約一百毫升的水。	
	2. 用小火煮開後關火，待涼一些給孩子飲用。	
功　效	溫脾暖胃、止寒瀉。	

孩子經常腹瀉，一推可見效

　　小兒腹瀉通常是脾胃功能失調所致的一種症狀，四季皆可能發生，夏秋季較多見。慢性腹瀉往往會導致營養不良、生長發育遲緩等。中醫認為，孩子脾胃虛弱、餵養不當、飲食生冷不潔或外感風寒等，這些都會使脾胃運化失調，引起腹瀉。

李醫師診療室

　　有個三歲的小男孩，夏天和爸爸媽媽一起睡在冷氣房裡。有一天晚上洗完澡，小傢伙說肚子疼，緊接著放了一個臭屁，就直接拉在床上了。我判斷，男孩是因為吹冷氣讓肚子受了涼，引起消化不良才拉肚子的。我給他摩腹三分鐘，揉肚臍兩分鐘，推上七節骨一百次。孩子的肚子不疼了，腹瀉也得到控制。

☆ 摩擦腹部，健脾胃、助消化

- **精準定位**：整個腹部。
- **推拿方法**：家長以右手除拇指外的四指，逆時針推拿孩子腹部三分鐘。
- **功效主治**：中醫認為，腹部是氣血生化之源。雖然摩腹法作用於局部，但可以透過健脾助運達到健脾胃、助消化的作用，能有效調理孩子腹瀉。

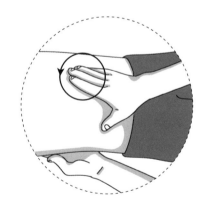

☆ 揉按肚臍，溫陽散寒兼暖腹

- **精準定位**：肚臍中心。
- **推拿方法**：除拇指外，將四指併攏放在孩子臍部，稍加力道點按一～三分鐘。
- **功效主治**：揉臍可溫陽散寒、補益氣血、健脾和胃、消食導滯。主治孩子腹瀉。

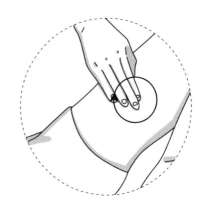

☆ 推上七節骨，溫陽止瀉

- **精準定位**：第四腰椎至尾骨端（長強穴）成一直線。
- **推拿方法**：用拇指橈側面或食中二指，自下而上直推七節骨五十～一百次。
- **功效主治**：溫補陽氣、止腹瀉。

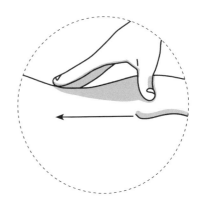

兒科中醫小學堂

什麼樣的腹瀉需要到醫院治療？

當孩子有持續超過半小時的嚴重腹部疼痛，在腹瀉後仍未減輕；或不能進食，頻繁嘔吐；或三天內病情不見好轉，頻繁排稀水樣便等，就需要到醫院診治。

辨清孩子腹瀉常見證型

【脾虛瀉】

脾胃虛弱導致吃完就瀉，大便裡有不消化食物、乳塊等，但不臭，孩子面色發黃、沒有精神

宜吃食材：
山藥、小米、胡蘿蔔

【傷食瀉】

因為吃得過多導致腹脹、腹痛，瀉下大便酸臭，由於是積食引起，傷了脾胃，導致沒有胃口

宜吃食材：
山楂、白扁豆、蘋果

【風寒瀉】

因為天氣轉涼沒及時加衣等外因，導致腹部受寒，大便清稀、有泡沫或呈綠色，有的孩子還會有發熱症狀

宜吃食材：
生薑、紅糖、紅棗

【脾腎陽虛瀉】

就是我們常說的「五更瀉」，早上四～五點就大便，久瀉不止，面色發白、怕冷、手腳冰涼、精神不振

宜吃食材：
韭菜、桂圓、羊肉

【濕熱瀉】

泄下急迫、大便臭、少數會有黏液、肛門周圍紅腫、食慾不振、唇乾，有時會發熱

宜吃食材：
馬齒莧、白米、山楂

脾胃運化不暢，
孩子容易便祕

便祕多起因於脾虛和燥熱

隨著生活水準不斷提高，飲食越來越精緻，孩子便祕的現象越來越常見。其實，孩子便祕，多是脾虛和燥熱造成的。

燥熱型便祕，與吃的食物關係很密切。許多孩子不愛碰蔬菜，只挑肉吃，還有的喜歡吃薯條、漢堡等速食。這些東西容易導致胃腸積熱，腸熱就會吸收糞便中的水分，使其乾結，不容易排出。

◆　分清實祕和虛祕　◆

病名	病因	表現症狀	調理方法
實祕	飲食不當、胃腸燥熱	大便乾結，如羊糞狀，排便吃力，伴腹脹、煩躁、口臭、尿黃、舌苔黃	瀉熱導滯，通便
虛祕	脾肺虛弱	大便不乾，但排出困難，伴面色蒼白、消瘦、神疲乏力、舌苔白	益氣養血、潤腸通便

有的小朋友吃了不少蔬菜、水果，也不喜歡吃零食，怎麼還會便祕呢？這多半是脾虛導致的。孩子脾虛，運化功能失常，沒力氣推動腸道運行，就會使糞便在體內停留，無法正常排出體外。另外，肺與大腸相表裡，孩子肺虛，肺失肅降也會影響大腸傳導功能，引起便祕。

☆ 小兒便祕飲食三要點

多喝水。有助於保持腸道內水分，軟化糞便。

多吃能促進腸蠕動的食物。包括富含膳食纖維的綠葉蔬菜、水果等；富含維生素 B 群的五穀雜糧、豆類及豆製品等。不要吃辛辣刺激、油炸燒烤之物，也不要吃膨發食品。它們都會引起腸燥，加重便祕。

適當增加脂肪攝取。脂肪有潤滑腸道的作用，利於排便，如花生、核桃、松子等堅果。

鮮筍拌芹菜，清熱潤腸緩解實祕

竹筍一年四季都有，但唯有春筍、冬筍味道最佳。立春後採挖的竹筍，筍體肥大、潔白如玉、肉質鮮嫩、美味可口。烹調時不論是涼拌、熱炒還是煮湯，都是清香嫩脆，被稱為「山八珍」之一。

鮮筍性寒，味甘，歸大腸、肺、胃經，可清熱化痰、和中潤腸，還有緩解便祕的功效；芹菜性涼，味甘、辛，歸肝、胃、膀胱經，其含有大量的膳食纖維，可刺激腸胃蠕動、促進排便，有清腸的作用。

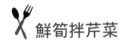

鮮筍拌芹菜

材　　料｜ 鮮竹筍、芹菜各一百克，香油五克，鹽一克。

做　　法｜ 1. 竹筍洗淨，煮熟，切細絲；芹菜擇洗乾淨，切段，汆燙。
　　　　　 2. 竹筍絲與芹菜段混合，加入香油、鹽拌勻即可。

功　　效｜ 瀉熱導滯、潤腸通便，適用於實祕。

注意事項｜ 一歲以下寶寶不能吃鹽，可不調味。

🍼兒科中醫小學堂

**為什麼吃芹菜
不宜丟掉芹菜葉？**

芹菜葉中所含的胡蘿蔔素和維生素C
比莖還多，因此吃芹菜時最好不要把能
吃的芹菜嫩葉扔掉。

地瓜粥，健脾益胃調虛祕

對於脾胃虛弱、容易便祕的孩子來說，喝粥是不錯的選擇。早晚喝一碗粥，
能夠強健脾胃、預防便祕。

☆ 地瓜寬腸胃，白米潤肺通便

地瓜不僅是健康美食，還是袪病良藥。《本草綱目》記載，地瓜有「補虛
乏，益氣力，健脾胃」的功效，孩子常吃可以使脾胃強健、防止便祕；白米則
有補脾胃、養五臟、壯氣力的作用。一起煮粥，有健脾益胃、潤肺通便的效果。

地瓜粥

材　　料｜ 地瓜兩百克，白米一百克。

做　　法｜ 1. 地瓜洗淨，切小塊；白米淘洗乾淨，浸泡三十分鐘。

2. 鍋內放地瓜塊，加水，大火燒開，加入白米後繼續煮開，再改小火熬煮成粥。

功　　效｜ 健脾益胃、潤腸通便。

注意事項｜ 如果想給孩子換個口味，也可以將牛奶和白米一起搭配煮粥，同樣有健脾胃、潤腸通便的功效。

 牛奶粥

材　　料｜ 牛奶兩百五十克，白米粥一百克，蜂蜜三克。

做　　法｜ 白米粥涼溫後加入牛奶和蜂蜜即可。

功　　效｜ 補中益氣、潤腸通便，適用於虛祕。

注意事項｜ 一歲以下孩子不能食用蜂蜜。

捏捏小手疏通「河道」，改善便祕

由於小兒的脾胃功能本來就比較虛弱，容易遭受外邪侵襲。外邪若積結脾胃，就會影響胃腸的蠕動功能，時間長了自然便祕。要幫孩子解決這個問題，推拿是簡單有效的方法。

☆ 補脾經

- **精準定位**：拇指橈側緣指尖到指根成一直線。
- **推拿方法**：用拇指指腹，從孩子拇指尖往指根方向，直推一百～三百次。
- **功效主治**：健脾益胃，使孩子脾胃調和、排便順暢。

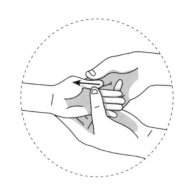

☆ 清大腸經

- **精準定位**：食指橈側緣，從食指端到虎口的一條縱向連線。
- **推拿方法**：從孩子虎口直推向食指尖一百～三百次。
- **功效主治**：清利腸腑，幫助治療便祕。

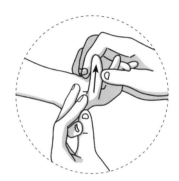

☆ 揉龜尾穴

- **精準定位**：尾椎骨末端。
- **推拿方法**：用拇指或中指揉龜尾穴三～五分鐘。
- **功效主治**：能止瀉，也能通便，主治孩子腹瀉、便祕等。

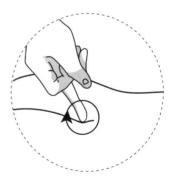

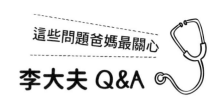

Q. 孩子總挑食怎麼辦？

　　通常來說，孩子挑食都是爸爸媽媽寵出來的。許多家長因為不了解基本的營養常識，包括食物的成分，往往認為味道好的就是好東西。也有些父母因為溺愛，順著孩子的口味，從而慣成他們挑三揀四的毛病，只吃自己認為好吃的。要改變這種習慣，需從均衡營養做起，建議在飲食上多做變化，例如白米飯可以改成糙米飯。

Q. 孩子積食，可以食用中成藥改善嗎？

　　不建議，因為是藥三分毒。在這裡，提供一個安全有效的方法：將山楂在鍋中小火慢燉，至黏稠狀後放入冰糖，然後餵孩子吃。儘量用食物來代替藥物。

Q. 添加副食品後，孩子經常拉肚子怎麼辦？

　　這可能是副食品添加量和種類不當所致。添加副食品時，量要由少到多，品項單純些，以米湯、米糊、蔬果泥開始，慢慢等他們腸胃適應後再添加其他的，不要著急。一次只嘗試一種副食品，確認不過敏後再放心食用。要先從飲食上調整，千萬不要盲目給孩子服藥。

Q. 如何平衡零食與三餐的關係？

　　愛吃零食不愛吃飯的孩子背後，一定藏有溺愛或偏食的家長。孩子不懂事，選擇食物只會憑藉自己的喜好，若家長一味地縱容，其實是害了他們。可能有家長會問，愛吃零食是孩子的天性，我能怎麼辦？建議將零食改成天然食物，選擇如水果、堅果、優酪乳等對身體有益的食物，來滿足他們想吃東西的慾望。

　　但要注意，凡事都有限度，不能隨便吃。水果、優酪乳要在不影響正餐的情況下食用，而「垃圾食品」則要盡可能避免。

第三章

常感冒、咳嗽、發熱，
病根是肺虛

孩子常感冒，
不僅要補肺，還要健脾

肺衛不固，咳嗽、發燒成常態

每次看門診，最多的並不是什麼疑難雜症，反而是最普通、最常見的感冒。孩子為什麼容易感冒呢？

因小兒臟腑嬌嫩，恰巧肺又是嬌臟，因此雪上加霜。肌膚藩籬不密，衛外功能不固，加上自己不會調理寒暖，當氣候驟變、氣溫失常時，就容易受到外邪侵襲，傷風感冒。

中醫認為，感冒的病變部位主要在肺。鼻為肺之竅，咽喉為肺之門戶，如果外邪經口鼻侵入，衛陽被遏，就會出現鼻塞、流鼻涕、咽喉腫痛等一系列感冒症狀。如果外邪直接侵犯肺，還可能出現咳嗽、咳痰等現象。

☆ 感冒的罪魁禍首是「風」

中醫理論指出，感冒就是「風邪」所致：無論「風寒感冒」還是「風熱感冒」，主要原因就是「風」。風為百病之長，還時常夾帶寒、熱、暑、濕等其

他外邪，共同侵犯人體。

打個比方，若將人體視為一個國家，那風邪就是侵略者的首領，帶著手下寒邪、熱邪、暑邪、濕邪等，要來大舉進攻。肺又是什麼呢？肺即將軍，主一身之氣，它負責宣發衛氣，衛氣是專門抵禦外邪的，就像守城的士兵，而肺乃這些士兵的總指揮。

但肺這個大將軍不太會打仗，所以城門經常失守。一旦肺衛被攻破，侵略者就會長驅直入，在人體內搞破壞，讓人出現咳嗽、發熱等症狀，這就是感冒。

脾虛的孩子容易感冒，脾和肺要一起調理

中醫將小兒感冒的病因歸納為兩方面：一是外感因素，二是正虛因素。前者指的就是自然界的邪氣，我們經常聽到的外感風寒、外感風熱，這都是引起感冒的原因。但不是有了外感因素就一定導致感冒，也不是所有人因為外感因素都會感冒，那為什麼有此區別呢？

☆ 經常感冒，可能是脾虛

就和後面案例講到的情況一樣，有的孩子常感冒，而且到醫院打針、吊點滴後沒幾天，又感冒了。這種孩子平時不愛吃飯，消化不好，表面上是肺的疾病，深層次卻牽連到脾。臨床上，因為脾虛導致積食，遇上外感風寒就感冒的孩子太多了。

中醫有句話「四季脾旺不受邪」。大家都知道，脾和肺是母子關係，脾負責提供充足的「乳汁」（營養）給肺，肺才會強健不受損傷。脾虛了就很難營養肺臟，當然容易感冒。

所以，給孩子「補肺」首先要「健脾」。

☆ 消化不好，脾和肺都得兼治

孩子脾虛、肺虛引起的感冒，調理時除了常規的疏風解表外，還需要健脾消積、益氣固表。平時常吃健脾益肺的食物，就可以預防感冒。

李醫師診療室

有個五歲的小男生，媽媽說他經常感冒，一感冒就高熱、咳嗽，總得去醫院打針、吊點滴。好了沒幾天，又「中獎」了。我看孩子的舌苔白膩，再幫他把脈，發現其體內有食積，體表又感染風寒，所以才會經常感冒。媽媽說，孩子平時吃飯老沒胃口，問我怎麼辦？

我說，孩子脾虛，身體的體質和免疫力差，所以時常感冒，還不容易康復。便給他開了調理風寒感冒常用的「杏蘇散」，再加上山楂、紅棗等化積消食的食材。吃了三帖藥後，他的病情就明顯好轉了。

孩子感冒，分清風寒風熱再用藥

感冒在小兒疾病中很常見。孩子感冒後，不少家長認為吃點感冒藥就能見效。其實不然，中醫將孩子常見的感冒分為風寒和風熱兩種。不同的感冒類型，調理方法也不一樣。

☆ 千萬不能濫用感冒藥

孩子感冒時，要先分清寒熱再採取措施，不建議隨便服用感冒藥，以免產生不良反應。

☆ 風寒、風熱感冒的常見症狀

風寒感冒在生活中最常見，大多數家長都能辨別清楚。一看到孩子流清鼻涕、怕冷、發熱、頭痛，但不出汗，就知道他是衣服穿少了，著涼了。

同樣是發熱、頭痛、鼻塞，但流的是黃鼻涕，孩子還滿臉通紅、口乾，一個勁地想喝水。另外，舌苔不是正常的薄白，而是黃色的，舌體通紅，這就是熱證，也就是風熱感冒。

◆ 風寒、風熱感冒的區別 ◆

病症類型	症狀表現
風寒感冒	發熱又怕冷、無汗、鼻塞、流清涕、口不渴、咽不紅
風熱感冒	發熱，微微有汗，並伴有頭痛、鼻塞、流黃鼻涕、打噴嚏、咳嗽聲重、咽喉腫痛、口乾唇紅

孩子感冒流清涕，薑糖紫蘇葉飲可調理

孩子受寒感冒時，鼻涕是像水一樣清稀的。一旦發現清鼻涕要迅速溫陽氣、溫經絡。這時候，就需要一種能使他體內氣血循環變好的調理方法。

☆ 紫蘇葉，清香美味的驅寒佳品

生活中，感冒病毒無所不在。如果孩子身體狀況差，氣溫又在劇烈變化，他體內的防禦系統就會紊亂，不能立刻戒備、抵抗外敵。一旦打了敗仗，孩子就會出現發冷、流清鼻涕、打噴嚏等症狀。

出現流清涕的情形，發表散寒是首要任務。有一種中藥，既芳香味美又有很好的解表散寒功效，就是紫蘇葉。中醫認為，紫蘇葉性溫，味辛，有發表、散寒、理氣的作用，可用來調理風寒。

☆ 紫蘇葉煮水，抵禦外寒來襲

當孩子出現外寒來襲的感冒而流清涕時，用紫蘇葉、生薑、蔥白、紅糖煮水給他飲用，可以抵禦外寒，好得快。紫蘇葉可散寒解表、宣肺化痰、行氣和胃；生薑、蔥白辛溫通陽、散寒解表，與紫蘇葉合用效果更強；紅糖甘溫，可溫中散寒，亦可助紫蘇葉、生薑發散在表之寒，又能作為調味品，緩解生薑、紫蘇葉、蔥白的辛辣之味。

◉ 兒科中醫小學堂

孩子不喜歡薑糖紫蘇葉飲的味道，怎麼辦？

可以改用紫蘇葉水泡腳。取紫蘇葉三克、荊芥三克，和四杯水同倒入鍋中，蓋上鍋蓋，熬開鍋，五分鐘後關火，悶七～八分鐘後將藥汁兌入溫水中，給孩子泡腳。泡至身體微微出汗即可。

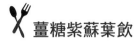
薑糖紫蘇葉飲

材　　料｜　紫蘇葉五克，生薑三克，蔥白一根，紅糖兩克。

做　　法｜　1. 將紫蘇葉洗淨；生薑洗淨，切片；蔥白洗淨後切成兩小段。
　　　　　　2. 將生薑、紫蘇葉、蔥白放入鍋中煮沸，再加入紅糖煮勻即可。

功　　效｜　發汗解表、暖胃祛寒。主要用於風寒感冒所致鼻塞流清涕、發熱等症。

孩子感冒流黃鼻涕，金銀花薄荷飲效果好

一般感冒初期，孩子都是流清鼻涕。如果沒有及時去除寒涼，或者又吃了一些導致上火的東西，例如油炸食品，體內就會有寒又有熱，而出現流黃鼻涕的現象。這個時候，可以用金銀花和薄荷泡茶飲用。

☆ 金銀花、薄荷，清熱又涼血

如果在農村生活過的人，大多見過金銀花，它開著白色或者乳黃色的小花朵，香氣襲人，有清熱解毒的作用；薄荷則能疏風散熱，清利頭目。兩者合一製成茶飲，對於調理孩子風熱感冒具有很好的效果。

🍴 金銀花薄荷飲

材　　料｜ 金銀花三十克，薄荷十克，白糖適量。

做　　法｜ 1. 先將金銀花加水五百毫升，煮十五分鐘。
2. 再加入薄荷煮四分鐘。
3. 濾出後加白糖，溫服。

功　　效｜ 有清熱涼血、解毒、生津止渴的功效，適合風熱感冒的孩子服用。

注意事項｜ 脾胃虛寒的孩子不宜飲用。另外，隔夜的金銀花薄荷飲不能飲用。

孩子感冒頭痛，來碗蔥白豆豉湯

蔥白豆豉湯，也叫蔥豉湯，是古代著名醫學家陶弘景發明的方子，專門調理傷寒感冒引起的頭痛。喝這個湯之後，身體會微微出汗，寒邪也會相應散去。

☆ 不同部位的蔥，有不同的作用

中醫認為，蔥的部位不同，作用有別。整株一起用，可通行全身之氣；蔥根和蔥白，通行肌膚之氣；而蔥綠部分和蔥頭的尖兒，則能通利頭目之氣。

☆ 不同吃法，「藥效」也不一樣

蔥生吃，有通暢身體外部氣血的作用；泡熱水喝，能達到發汗散寒的效果；熟吃，則可以補益體內的臟腑中焦。而調理風寒感冒時，經常利用蔥白散寒。

當孩子因傷寒而頭痛時，喝蔥白豆豉湯有很好的療效。

✗ 蔥白豆豉湯

材　　料｜ 蔥白三段，淡豆豉四克（中藥店有售）。

做　　法｜ 1. 將蔥白切成小片，放入鍋裡，再倒進淡豆豉。
　　　　　 2. 放入兩杯水，蓋上鍋蓋，大火熬開，小火熬五分鐘即可。

用　　法｜ 喝下去如果沒出汗，要繼續喝；假使微微出汗，就不用再喝
　　　　　 了。具體的用量，要根據不同的情況進行調整，沒有固定標
　　　　　 準。

功　　效｜ 散寒發汗、緩解頭痛。

🍼 兒科中醫小學堂

**孩子受寒感冒，
可以用蔥白薑汁薰蒸鼻子嗎？**

中醫認為，肺開竅於鼻。孩子受寒後，護
理鼻子很關鍵。取三段蔥白、四塊薑片一
起煎汁。當藥氣出來，讓孩子保持一段安
全距離去嗅蒸氣，可藉此來調理身體。

孩子受濕，易得寒濕和暑濕兩種感冒

　　許多家長認為，感冒常是孩子受寒引起的。實際上，自然界的風、寒、暑、濕、燥、火這六淫，任何一種都可能引發感冒。所以，如果是因濕邪導致的感冒有兩種：寒濕感冒、暑濕感冒。

　　夏天氣溫高，因為要散熱，孩子皮膚上的毛孔處於開泄狀態，這時候如果進入冷氣過低的房間、直接喝剛從冰箱裡拿出來的冷飲、睡覺不蓋被子等，都會使皮膚毛孔閉合，濕氣就容易趁虛而入，使其出現發熱、頭痛、腹瀉、全身乏力等症狀，即為常見的暑濕感冒。

　　最近幾年，因氣候改變的關係，很多地方的濕氣偏重，人也不免受寒濕和暑濕兩種感冒所擾。一般天冷的時候會有寒濕，天熱的時候會有暑濕。但現在因為冷氣使用頻繁、時常喝冷飲，所以患寒濕感冒的孩子比較多。

☆ 寒濕如何進入孩子體內

　　中醫認為，寒濕聚在上焦會使人心煩、頭暈、頭痛；傷於中焦（脾胃）則會感覺胸悶、腹脹，或嘔或吐；傷在下焦則引發便溏或泄瀉。

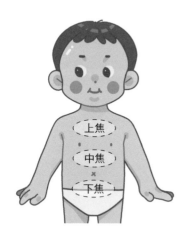

☺ 兒科中醫小學堂

孩子夏天愛吹冷氣，如何預防感冒？

孩子在進入冷氣房前，先讓他緩一緩，將身上的汗擦乾再進去。這樣能防止過多濕氣滲進孩子體內，有效預防感冒。

荷葉冬瓜粥，清暑化濕治感冒

孩子夏季多發的暑濕感冒，也叫腸胃型感冒，表現症狀為高熱無汗、胸悶、缺乏食慾、嘔吐、腹瀉、舌苔厚或黃膩。這時，可喝荷葉冬瓜粥來緩解。

☆ 荷葉清暑，冬瓜健脾

中醫認為，荷葉有清涼解暑、止渴生津的功效，可以清火解熱；冬瓜能健脾生津、利水止渴。兩種食材一起熬粥食用，有健脾祛濕、消暑的作用，適合調理暑濕感冒。

☆ 暑濕感冒，不用蔥、薑、糖

暑濕感冒是夏天特有的病症，所以在秋冬季節，常用來對付感冒的蔥薑糖熬湯，效果就沒有那麼明顯，因為這三樣只對風寒感冒有效，對暑濕感冒就是火上澆油。薑、蔥都是辛溫食物，能發汗，然而暑濕感冒應以清暑解表為原則，所以，不建議暑熱感冒的兒童，食用蔥、薑、糖這些可以助長熱勢的食物。

✘ 荷葉冬瓜粥

材　　料｜ 冬瓜兩百五十克，白米三十克，荷葉兩張。

做　　法｜ 1. 荷葉洗淨，撕碎，煎湯五百毫升，過濾後取汁。
　　　　　　 2. 冬瓜去皮，切成小片；白米淘洗乾淨，浸泡三十分鐘。
　　　　　　 3. 砂鍋內加水後燒開，放入白米、冬瓜片，待粥熟時，加入荷葉水即可。

功　　效｜ 冬瓜清熱生津、利水止瀉；荷葉清熱解暑。適用於孩子夏天受濕熱引發的感冒。

孩子寒濕感冒，快喝生薑蔥白紅糖湯

夏季陰雨連綿，孩子從外面玩耍回來滿頭大汗，一進屋就喝冷飲；長期在冷氣房內待著⋯⋯這些都容易使寒濕從皮膚的毛孔中侵入身體，從而被寒濕感冒侵擾。

◆ 薑的種類和功效 ◆

種類	製法	功效
乾薑	薑最早的根莖（母薑）曬乾而成	溫中散寒，暖肺
生薑	母薑種在地下，發芽，長出其他根莖，新生的薑塊叫生薑	辛辣之性比乾薑要差一些，以發散為主
煨薑	把薑用濕紙裹上，放在火中煨	和中止嘔
薑皮	生薑的外皮	去除水腫
炮薑	把薑放火裡炮焦	暖經，多用於婦科疾病調理

☆ 寒濕感冒的表現症狀

常見有頭痛發熱、流清鼻涕、腹瀉等。調理時應以祛寒暖陽為主，薑就有這種功效，但其種類很多，該選哪一種呢？

☆ 生薑蔥白加紅糖，祛寒又暖陽

生薑有發散表寒的作用；蔥白可散寒，溫通肌膚；紅糖能散寒暖體。將它們一起熬湯，孩子飲用後可祛除寒濕，調理感冒。

生薑蔥白紅糖湯

材　　料	｜	生薑三片，蔥白半段，紅糖三克。
做　　法	｜	1. 取兩塊拇指粗的生薑，斜切成三片，和蔥白半段，一起放到鍋裡，加進紅糖、兩杯水，蓋上鍋蓋，大火熬開鍋。
		2. 小火熬三分鐘，關火，再燜十分鐘即可。
功　　效	｜	喝完會微微出汗，氣血一通暢，寒邪就被驅除了。

幫孩子暖背，感冒快快好

中醫認為，人的後背屬陽，主一身陽氣的督脈從後背的正中通過，足太陽膀胱經從督脈的兩側通過。因此，當寒邪來襲時，若讓孩子的後背溫暖起來，一身的陽氣就會強盛，足以抵抗寒邪。

☆ 熱水袋暖背法

如果孩子受了寒，感覺冷，打噴嚏，流清鼻涕，可以準備一個熱水袋，讓他鑽進被窩，將其放在距離後背半尺遠的地方，具體位置在後背上部與脖子附近，意即肺俞穴和大椎穴之間，不要貼進皮膚，以免燙傷孩子。躺一段時間後，他就會微微出汗，寒邪自然被驅逐出去。

需要注意的是，在這之前最好先讓孩子喝些粥，肚子裡面有食物才能更好地發汗，否則空肚子是不易發汗的。

☆ 吹風機暖背法

　　先用一塊毛巾披在孩子後頸上（大椎穴附近），然後打開吹風機，讓暖風不斷隔著毛巾吹身體。吹風機要沿著督脈緩緩地上下移動，不要總是集中在一個點，以免燙傷孩子。他很快就會感覺到熱度，身體溫暖起來以後，再過一會兒即微微出汗，寒邪無所遁形。

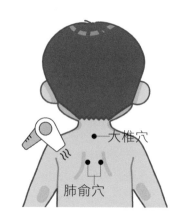

大椎穴

肺俞穴

☆ 揉窩風穴、小天心穴

　　對於各種感冒，窩風穴、小天心穴都具有很好的緩解效果，孩子有流鼻涕、打噴嚏、咳嗽等症狀時，可以揉揉這兩個穴位各 100 次，通常就可有效緩解。

☆ 揉揉窩風穴

- **精準定位**：手背腕橫紋正中凹陷處。
- **推拿方法**：用拇指端按揉一窩風穴 100 ～ 300 次。
- **功效主治**：祛風散邪、預防感冒。

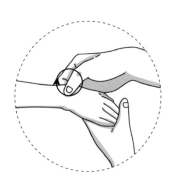

☆ 揉揉小天心穴

- **精準定位**：手掌大小魚際交接處凹陷中。
- **推拿方法**：用中指端揉小天心穴 100 ～ 300 次。
- **功效主治**：可清熱、預防感冒。

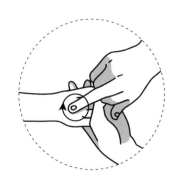

冬春兩季，如何預防孩子感冒？

冬春兩季氣候變化多端，忽冷忽熱，體質差的孩子就容易罹患感冒或流感。因此，做好預防工作很重要。此時，只需家長幾個小動作，就能保孩子平安。

✓ 乾洗臉

兩手掌快速互搓，發熱為度，然後用搓熱的手按在孩子前額，先順時針方向，再逆時針方向，各環摩面部五十下，使面部有溫熱感。

✓ 推擦鼻部

用兩手食指在孩子鼻梁兩側做快速上下推擦，力量不要過重，以局部產生的熱感向鼻腔內傳導為度。

✓ 搓揉耳垂

用雙手拇指和食指搓揉孩子雙側耳垂，反覆搓揉一～三分鐘，以耳垂發熱為度。

孩子傷肺會咳嗽，
辨清症狀分階段調理

調理肺氣、治療咳嗽

感冒是兒科發病率最高的疾病，咳嗽則是持續時間比較長的症狀。臨床上時常聽到家長們抱怨，孩子一咳嗽，就會拖延好長一段時間不見好。有些可能一開始生病是因為感冒，但頭痛、發熱、流鼻涕的情形陸陸續續消失，就剩下咳嗽、久治不癒。

☆ 咳因雖多，肺氣虛弱是病根

引起咳嗽的原因有很多，但病位在肺。因為孩子身體稚嫩，抵抗力差，容易被外邪侵犯，尤其是肺臟，所以小兒咳嗽，初期多為外感咳嗽。

風寒、風熱之邪從口鼻侵入肺臟，肺失宣降、肺氣上逆，就會引發咳嗽。有些孩子平時體質較差，肺氣虛弱，就比他人更容易咳，而且時間更長。

☆ 咳嗽可分為寒咳和熱咳

因為外邪有寒熱之分，所以咳嗽也分為寒咳和熱咳，而且彼此之間還會相互轉化。孩子外感風寒感冒，出現咳嗽，這時是寒咳，但其為純陽之體，寒咳只是暫時的，很快會化熱入裡，痰熱蘊肺，變成經久難癒的熱咳。

長時間慢性咳嗽多為內因導致，主要是肺陰虛。肺陰虛就好像有人點了火燒柴烤肺，它本來是很濕潤的，現在快被烤乾了，所以就乾咳。

李醫師診療室

有個七歲女孩因為咳嗽久治不癒，母親帶她來找我調理。孩子起初只是有點感冒，其他症狀好了，就剩下咳嗽在煩人。表現為喉嚨癢、口乾、常咳嗽、小便黃、喝水少。我給孩子把脈做了診斷，原來是肺陰不足引起的。

因為她平時喝水少，就容易上火，肺臟得不到滋潤，自然受損傷，從而導致老咳嗽。調理肺陰虛久咳，應該滋陰潤肺，我讓她適量服用養陰清肺膏（每日兩次，每次五毫升）後，咳嗽得以控制緩解。

健脾讓咳嗽好得快

《素問・咳論》中說「五臟六腑皆令人咳，非獨肺也」。不單是外邪直接犯肺會引起咳嗽，其他臟腑疾病也會影響肺臟，導致咳嗽，例如飲食不當、脾失健運、水濕內停等等。

☆ 脾為生痰之源，肺為貯痰之器

孩子脾常不足，如果乳食積滯，水濕內停，就會釀濕成痰，而痰濁上漬於肺，即引發咳嗽。這就好比脾是痰的「製造者」，而肺如同一個痰盂在貯存痰液。要想從根本上清除痰，不僅要清理痰盂，還要管控好造痰的脾。

☆ 初咳在肺，久咳在脾，喘在腎

中醫有句話，「初咳在肺，久咳在脾，喘在腎」。就是說，孩子在咳嗽初期，問題多出在肺上，是由肺氣上移導致的。但是，久咳則由於「痰隨氣升，阻於氣道」引起，而「脾為生痰之源，肺為貯痰之器」，因此要讓孩子止咳，健脾化痰也很重要。

☆ 選擇容易消化的食物來健脾

如果孩子出現久咳，就要以健脾、化痰、止咳為主。對於脾胃功能發育不完善的小朋友來說，家長在為其選用補脾的食物時，最好是「平補」的方法，即選擇性平味甘、容易消化者，如山藥、南瓜、紅棗、馬鈴薯等。

山藥餅

材　　料｜ 山藥兩百克，雞內金五十克，麵糰兩百五十克（蒸饅頭用的發酵麵糰）。

做　　法｜ 1. 將山藥和雞內金碾成細粉。
2. 把兩種粉揉進發酵的麵糰中做成小麵餅，蒸熟即可食用。

用　　法｜ 建議每天早晨和中午各吃一個。

功　　效｜ 健脾和胃、補腎益氣。

注意事項｜ 一般消化不良、食慾不振的孩子都可食用。

孩子受寒咳嗽第一階段（剛受寒），
用薑棗紅糖水

因為咳嗽和感冒幾乎是同時出現的，所以孩子一感冒就咳嗽，和感冒第一個階段一樣，咳嗽是寒氣襲肺的表現。

症狀通常是鼻涕和水一樣清，痰是白的。手腳冰涼、身體怕冷，稍微一吹風就咳個不停。這時候，寒邪還停留在體表，調理起來比較簡單，使用生薑、紅棗、紅糖就可以。

✖ 薑棗紅糖水

材　料｜ 生薑數片，紅棗四個，紅糖五克，香油適量。

做　法｜ 1. 在鍋裡加入少量香油，待油熱後，把生薑片炒到五分熟，再放入紅糖一起炒。
　　　　 2. 兩種食材翻炒一段時間後，根據自己需要加入適量水，煮沸後放入紅棗，小火燉八～十分鐘即可。

功　效｜ 生薑可散寒解表；紅棗能補氣血、溫陽暖體；紅糖有化瘀生津、散寒活血的功效。將三者一起煮水飲用，可以祛寒止咳，適用於風寒咳嗽。

李醫師診療室

朋友的兒子特別容易咳嗽，只要天氣一出現冷熱變化，就會咳嗽不斷，然後吃藥、打針的戲碼接著上演。孩子受罪，家長也很焦慮。我看到孩子舌苔薄白，流清鼻涕，夾雜有咳嗽聲，斷定這是風寒襲肺引起的咳嗽，便請他媽媽用生薑、紅棗、紅糖一起煮水給他喝，每天早起和晚睡前服用一劑。七天後，已明顯減輕症狀。

孩子受寒咳嗽第二階段（外寒裡熱），
清熱散寒同治

　　邪氣往裡面走的時候，即進入外寒裡熱階段，就是外寒依然存在，疾病還在體表，但是它已往內走，身體開始與其對抗，出現「硝煙滿地」的情況，意即有熱症了。這時候孩子的清鼻涕，會逐漸向黏稠的黃鼻涕發展，痰的顏色也將變黃（黃代表熱症）。

☆ 既要清熱，也需散寒

　　第二階段的熱咳，完全是由於寒邪入裡化熱造成的，需要清熱。一方面，要用溫熱的藥清除體表之寒；另一方面，稍微加一點化痰的藥，消除引起咳嗽的外邪。所以，這就需要清熱、散寒的藥物來治療。

　　清熱的藥物，主要有金銀花、蒲公英、連翹、魚腥草等，同時，再配合一點清肺熱的桑葉和枇杷葉。那散外寒要配什麼藥呢？中醫一般會選擇往外走的中藥，如麻黃、紫蘇葉、防風等。這樣，大家看到處方籤，就明白醫師為何要在外寒裡熱的階段，如此開藥了。

　　外寒裡熱的階段，醫生可選散外寒去裡熱的藥一起用，例如散外寒選用感冒清熱顆粒，清裡熱的藥選小兒清熱止咳口服液。這就是雙管齊下的調理方法。

　　這個階段，散外寒的感冒清熱顆粒就可以少用點。如果孩子裡熱重一些，清裡熱的藥就要多用一點，比如痰是黃的，鼻涕是黃的，這時候就一定要把裡熱清乾淨。

🙂 兒科中醫小學堂

● **清熱的中藥**
金銀花、魚腥草、蒲公英

● **散外寒的中藥**
麻黃、防風、紫蘇葉

孩子受寒咳嗽第三階段（表裡俱熱），一定要就醫

如果前兩個階段沒有得到很好的控制，那麼外邪就會進一步深入，與身體的正氣展開激烈交戰，從而出現明顯的熱症。這時病情就進入較嚴重的第三階段。

☆ 高熱

這個階段孩子怕冷的情形開始減少，會出現高熱，總覺得只有喝清涼的飲品才可以解渴。咽喉紅腫、疼痛，尤其是咽部的症狀較明顯。

☆ 痰變成黃色，甚至是綠色

肺部會有明顯異常症狀，反應在痰上就是變成黃色，甚至是綠色，且是濃濃的一塊。這是透過咳嗽，從呼吸道的深處排出來的。

☆ 咳嗽的聲音很劇烈

一般的感冒咳嗽，都是咽喉部的刺癢引起的。而在表裡俱熱的階段，咳嗽都很劇烈，因為是從呼吸道深處發出，甚至會伴有胸部疼痛不適。

出現上述情況，家長要認知到咳嗽的嚴重性，及時帶孩子去醫院就診。

孩子感冒快好時咳白痰，
吃烤橘子效果好

　　孩子感冒快好時有寒邪殘留，仍咳白痰，主要是因為孩子脾胃陽氣不足，以致無法清除體內殘餘的寒邪。這時可以用吃烤橘子的方法來調理。

☆ 吃烤橘子，散寒效果好

　　烤橘子為什麼會有散寒效果呢？中醫把橘子的皮分成兩種中藥，帶裡面白色橘絡的是陳皮，有和中理氣、化痰止咳的作用；把裡面白色的橘絡刮掉，烘乾，就叫橘紅，橘紅辛、苦、溫，歸脾、肺經，能夠散寒、利氣、燥濕，用於風寒咳嗽，喉癢痰多等情況。橘紅對外感風寒導致的咳嗽效果較好。

 烤橘子

材　　料｜	橘子一個
做　　法｜	1. 橘子上插兩根筷子，準備拿它上火烤。
	2. 爐火開中小火，橘子和爐火保持十公分高度，烤的時候要不停地轉動橘子，使每一面都受熱均勻。
	3. 烤至表面微焦，稍作冷卻，趁著溫熱食用橘肉。
功　　效｜	1. 對於寒咳能很快止咳。
	2. 除了感冒後殘餘的咳嗽，對剛剛吹到寒風到後開始咳嗽的孩子，也有良好的效果。
注意事項｜	1. 每次吃一個，一天可吃兩次。
	2. 橘子皮的顏色烤至變黑就可以了，不要燒成炭。

孩子感冒快好時咳黃痰，
吃川貝冰糖燉雪梨

孩子感冒快好時，體內若仍有熱邪殘留，該如何調理呢？

孩子感冒快好時有熱邪的表現：

1. 咳少量黃痰，很黏稠。

2. 舌質紅、大便乾、手腳易發熱、尿黃等。

☆ 川貝冰糖燉雪梨，潤肺清熱化痰

孩子感冒快好時有熱咳，就要用川貝冰糖燉雪梨來調理。川貝性涼，味甘，入肺、胃經，具有潤肺止咳、化痰平喘、清熱化痰的作用，因此加入梨之後，潤燥效果更好。

川貝冰糖燉雪梨

材　　料｜ 雪梨一個，川貝十克，冰糖十克。

做　　法｜ 1. 將雪梨洗淨，從頂部切下梨蓋，再用湯匙子把梨心挖掉，中間加入川貝和冰糖。
2. 將梨蓋蓋上，拿幾根牙籤從上往下固定住。
3. 將梨放在杯子或大碗裡加水，放在鍋中隔水燉 30 分鐘左右，直至整個梨成透明狀即可。

功　　效｜ 清肺化痰、止咳。

孩子有寒熱錯雜的咳嗽，
可吃花椒燉梨

　　有時候因為用藥比較雜亂，感冒過後孩子的並不是處於嚴格的寒或者熱的狀態，而是寒熱錯雜，就是寒與熱並存的狀態。這種情況，可以用花椒燉梨的方法來調理。

☆ 花椒搭配梨，溫寒潤燥止咳

　　花椒性熱味辛，溫中散寒，有振奮身體陽氣，驅除外寒的作用；而梨具有涼潤的作用，一方面能緩解花椒的溫燥，保護津液，另一方面又潤燥止咳。它們相互配合，一涼一熱，寒熱並調。

🍴 花椒燉梨

材　　料｜ 雪梨一個，花椒二十粒，冰糖少許。

做　　法｜ 1. 雪梨去核，切成小塊，放入花椒及兩杯水、冰糖同煮，
　　　　　　 煮開後燉十分鐘即可。

功　　效｜ 每天早晚餐後各飲用一次，可溫中散寒、潤燥止咳。

孩子秋燥咳嗽，可蒸梨饅頭食用

　　入秋之後天氣乾燥，氣溫波動也較大，而孩子的肺臟較為嬌嫩，很容易引發呼吸系統疾病。孩子秋季咳嗽就是其中一種。需要注意的是，父母不要小看秋季咳嗽，如果沒及時調治，很容易發展成為支氣管炎、肺炎等。

☆ 多吃梨饅頭，預防秋季咳嗽

　　要預防孩子秋季咳嗽，有一個簡單有效的方法就是給孩子蒸梨饅頭吃。梨有止咳化痰、生津解渴、退熱解毒、潤肺助消化等功效；川貝有潤肺止咳、祛痰化喘的作用；蜂蜜潤燥的效果很好。另外，蜂蜜還可以潤腸通便，中醫說「肺與大腸相表裡」，腸道通了，肺氣就暢通了。

 梨饅頭

材　　料｜	梨一個，川貝三～五克，蜂蜜、麵粉各適量。
做　　法｜	1. 雪梨去核，切成小塊，放入花椒及兩杯水、冰糖同煮，煮開後燉十分鐘即可。
	2. 把蜂蜜與麵粉（用發酵後的麵糰更好）混合做成麵糰，麵糰要稍硬。
	3. 把麵糰擀成片，把處理好的梨全部包起來，放在鍋中蒸熟即可。
功　　效｜	可調理秋季咳嗽。
注意事項｜	1. 每日吃一個。如果孩子還小，只有幾個月大，還不能食用，可用梨、川貝熬水後喝也可以。
	2. 一歲以下孩子不能吃蜂蜜。

聲聲咳嗽真揪心，分推肩胛骨就好

中醫在調理小兒咳嗽方面，有一個很好用的手法，叫「分推肩胛骨」。操作方法很簡單，可以調肺氣、補虛損、止各種類型的咳嗽。

☆ 分推肩胛骨，可以宣肺、益肺

分推肩胛骨為什麼可以調肺氣呢？因為人的兩個肩胛骨是呈扇形，正對應著兩個肺臟，透過這個動作，可以發揮宣肺、益肺的作用。

肩胛骨上有兩個穴位，一個是肺俞穴，一個是風門穴。肺俞穴有雙向調節的功能——補虛清熱。也就是說，肺氣虛弱了可以補虛；肺臟有熱了，可以清熱。而風門穴是掌管風邪出入身體的門戶，所以，孩子咳嗽時，家長可以每天幫孩子分推肩胛骨止咳。

☆ 分推肩胛骨的方法

用兩拇指端分別自肩胛骨內緣，由上向下做分向推動一百次左右即可，可以補肺氣、補虛損、止各種類型的咳嗽——包括寒咳、熱咳、支氣管炎、肺炎、哮喘等，都可以用這個方法。

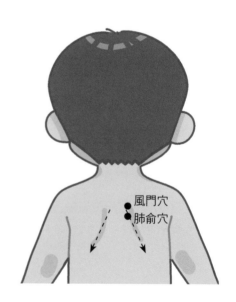

風門穴
肺俞穴

兒科中醫小學堂

孩子咳嗽，
需要立即吃止咳藥嗎？

孩子的呼吸系統還沒有發育完全，沒有辦法像成人那樣將痰液有效咳出，如果一聽到孩子咳嗽，就給他吃鎮咳藥，那症狀會被抑制住，痰液就更難排出了，最後的結果是堵塞呼吸道，不但使病情加重，還會導致肺部感染。其實孩子和大人一樣，偶爾咳兩聲沒什麼事。除非咳嗽過於頻繁，或者喉嚨裡有痰，才需要到醫院求診。

孩子發熱，
從「肺」根治立竿見影

發熱，是因為有邪氣侵襲

中醫認為，所謂發熱，多數是因為有邪氣（如西醫所說的病毒、細菌、支原體、衣原體等，都屬於邪氣）侵襲。這時，人體的正氣（抵抗力）便要與之抗爭。於是，它們打得熱火朝天，這個狀態就是發熱。

幫發熱做一個形象的比喻：把人體比作我們的國家，當有「侵略者（邪氣）」來犯時，肯定不能長趨直入，因為有「邊防戰士（正氣）」們擋住，隨即展開一場激烈的戰鬥（發熱）。

☆ 發熱是好事還是壞事？

孩子發熱和咳嗽、拉肚子一樣，都是人體正氣和外來邪氣爭鬥的過程，並沒什麼好怕的。而且，一般的情況是邪氣越盛，正氣越足，抗邪能力就越強。孩子發熱，只要進行積極的治療，就能快速痊癒。

☆ 中醫如何治療發熱？

中醫常說的「扶正祛邪」，就是透過外來的援兵，幫助正氣把邪氣趕出去，一旦邪氣潰不成軍，不能和正氣繼續戰鬥，自然就不發熱了。所以，不管是食療、喝中藥，還是小兒推拿，抑或洗澡、泡腳、貼敷等，前人的智慧在調理小兒發熱方面，都有很大的優勢。

孩子的生理性發熱不用擔心

孩子就像初升的太陽、初春的小草一樣，蒸蒸日上、欣欣向榮，成長速度快。而植物在生長過程中，有一個階段叫「拔節」，即每到一個節點上，就會有一些變化，孩子也是一樣。

古代醫家們已經在醫書中，記載孩子這種生理性發熱的現象，並取了個名字，叫「變蒸」。按照現在通俗的說法，就是「生長熱」。

孩子為什麼會「生理性發熱」呢？因為他體內的陽氣，要從原來的水準，跨越到下一個階段。一般認為，孩子從出生之後，三十二天一「變」，六十四天一「蒸」，伴隨著「變蒸」而出現的，就是「生理性發熱」。

☆ 生理性發熱的特點

孩子變蒸的持續時間不會太長，大多在一天或者一天半，很快就能過去，而且溫度也不會太高，一般不超過三十八℃，也不伴隨咳嗽、流鼻涕、手腳涼等症狀──除了體溫高一點、耳朵和屁股稍涼、上唇內出現一個魚眼大小的白色「變蒸小珠」外，還是和平時一樣。

這種情況下，千萬別給孩子吃抗生素或吊點滴，以免傷了陽氣，影響孩子的生長發育。

　　孩子若出現生理性發熱，一般不必做特殊處理，在飲食上清淡一些即可。如果他正在喝母乳，媽媽的飲食也要清淡，同時要隨時觀察孩子的發熱程度，注意補充水分就足夠了。

蔥薑豆豉湯，治孩子風寒發熱

　　風寒發熱，指的就是風寒邪氣侵襲人體，而人體正氣與自然界的風寒邪氣打得天昏地暗的狀態。調理孩子發熱，以祛風散寒為主。中醫認為，風寒發熱有四個特點：清鼻涕、清稀痰、淡紅舌、不出汗。

☆ 蔥薑豆豉湯可發散風寒

　　風寒發熱怎麼辦？給孩子喝蔥薑豆豉湯就可以。

　　蔥具有辛溫之性，能夠散風和祛寒，正好對治風寒邪氣；再用蔥白「引經入肺」，從而達到驅散肺經風寒的效果。蔥白為什麼要「留根鬚」呢？因為洗乾淨後的蔥白根鬚，可以將力量直達肺的毛細支氣管（兩者相似），發揮應有的作用。

　　生薑也是一味辛溫的藥，能把脾胃的陽氣振奮起來，去幫助肺中的陽氣把風寒邪氣發散出去。生薑為什麼要「帶皮」呢？風寒發熱的病位在皮膚，用帶皮的生薑，以皮行皮，可以驅散附在表皮的風寒邪氣。

　　淡豆豉是黃豆發酵後所得，具有辛味，和蔥白、生薑一樣，能把在肺、在表的風寒邪氣散出去。

✖ 蔥薑豆豉湯

材	料	帶根鬚蔥白一段，帶皮生薑兩片，淡豆豉四克。
做	法	蔥白切成三公分長短，生薑切成五元硬幣大小及厚薄的兩片，和淡豆豉一同放入鍋中，加適量清水，煮開後再熬五分鐘即可。
用	法	飯後半小時左右服用。
用	量	三歲以內的孩子一次喝小半碗；三～六歲的孩子一次喝半碗；六歲以上的孩子，一次可以喝三分之二碗或者一碗。酌量頻服，服後汗出熱退即可。
功	效	祛風散寒，退熱。喝完後微微出汗、退熱，就證明風寒邪氣被散出去了。

風熱型發熱，多喝菊花薄荷飲

風熱型發熱的原因，基本上和風寒發熱類似，即孩子在正氣虛的同時，感受了風熱邪氣，調理則以祛風散熱為主。中醫認為，孩子風熱發熱有四個特點：黃鼻涕、黃黏痰、紅腫痛（舌頭、咽喉、扁桃腺、淋巴結），微有汗。

☆ 菊花薄荷飲可清風散熱

調理風熱發熱，需要用涼性的藥物清熱。菊花和薄荷就是這種辛涼的藥物，辛以散風、涼以清熱，正好可以用來對抗風熱邪氣。

🙂 兒科中醫小學堂

菊花分為白菊花、黃菊花和野菊花三種，可選用入肺經的白菊花，專清肺經風熱；薄荷如果能使用鮮品更好，若沒有，超市裡有賣用來泡茶的乾燥薄荷葉也可以。

有人可能會問：淡豆豉不是風寒發熱時用的嗎？怎麼風熱發熱也能用？事實上，它除了辛味之外，還具有苦、涼之性，苦能泄熱，涼能清熱，所以淡豆豉可以調理風熱發熱。

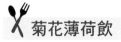 菊花薄荷飲

材　　料｜ 菊花五克，薄荷六克，淡豆豉三克。
做　　法｜ 菊花、薄荷、淡豆豉用水熬煮，煮開後再熬五分鐘即可。
用　　法｜ 飯後半小時左右服用。
用　　量｜ 三歲以內的孩子一次喝小半碗；三～六歲的孩子一次喝半碗；六歲以上的孩子，一次可以喝三分之二碗或者一碗。酌量頻服，服後汗出熱退即可。
功　　效｜ 對抗風熱邪氣、退熱。

揉板門、運八卦，積食發熱輕輕除

積食，就是吃多了。孩子的脾胃有積食，所以身體就得調動正氣去消化這些多餘的食物，在肌表負責守衛的力量因此被削弱。於是，風寒、風熱等邪氣就很容易登堂入室。所以，積食是孩子發熱的常見原因之一，但可利用推拿的方法消積退熱。

☆ 如何判斷孩子積食發熱？

如果孩子舌苔厚，肚子脹得像小西瓜，不解大便，不讓摸肚子，一摸就不舒服，就可以斷定他的發熱是積食引起的。

☆ 揉板門穴，消食化積

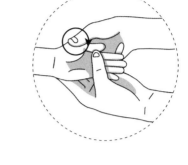

- **精準定位**：大魚際部或大拇指本節〇・五寸處。
- **推拿方法**：用拇指端揉板門穴，叫揉板門。以孩子體質強弱中等、積食程度中等為例，三歲的孩子揉十分鐘，四～七歲的孩子揉十五分鐘，七歲以上的孩子揉二十分鐘。
- **功效主治**：健脾和胃、消食化滯、調理氣機。
- **注意事項**：揉板門是瀉法，推拿力度要重一些，具體感覺是痠脹。家長以稍輕的力度幫孩子按揉，以其不疼為度。

☆ 逆運內八卦穴，消食退熱

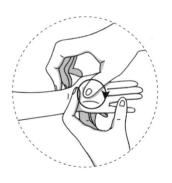

- **精準定位**：手掌面，以掌心（內勞宮）為圓心，從圓心到中指指根橫紋的三分之二為半徑來做圓。
- **推拿方法**：沿入虎口方向運八卦穴五十次，稱逆運內八卦。以孩子體質強弱中等、積食程度中等為例，三歲的孩子做五分鐘，四～七歲的孩子做十分鐘，七歲以上的孩子做十五分鐘。
- **功效主治**：消食退熱、強健脾胃。
- **注意事項**：運內八卦是瀉法，所以力度和速度同揉板門一樣，要重、要快。

給孩子進行物理降溫

孩子發熱、發燒了，很多家長都會選擇物理降溫。大部分家長都會想到用毛巾給孩子敷來降溫。但很多人不知道，敷毛巾也有方法，而且物理降溫不只敷毛巾這一種方法。

☆ 孩子體溫上升期要用熱毛巾敷

孩子發熱時會冷得直打寒顫，細心一點的家長會發現孩子身上的雞皮疙瘩都出來了，實際上這時候他的體溫正處在上升期。孩子高熱發寒顫，甚至起雞皮疙瘩，是因為皮膚血管開始收縮，排汗減少，引起了反射性的豎毛肌的收縮形成的。

這時候正處在體溫上升期，一定要用溫熱的毛巾，給孩子擦擦肚窩、腋下、腿窩，這些大血管分佈的區域。這樣，孩子的體溫才不會一下子升得太高而出現高熱，也可避免發生高熱驚厥。

☆ 孩子體溫穩定期、下降或後期可使用溫水浴

當孩子體溫處於穩定期，比方說，發熱在短時期內一直維持在三十八℃。這時，家長可以用溫水浴幫助孩子降溫退燒，也避免孩子的體溫再次升高。

如果孩子發熱時精神狀態較好，可以使用溫水洗澡，水溫調節在四十℃左右。也可以用溫水為孩子擦身體。擦擦頭部、腋窩、脖子、腿窩等區域，降溫效果佳。

注意不可給孩子洗太熱的熱水澡，否則易引起全身血管擴張、增加耗氧，容易因缺血缺氧而加重病情。

孩子發熱，什麼情況下必須儘速就醫？

　　孩子一般的發熱，和咳嗽、拉肚子一樣，只是一個普通症狀，並不可怕。但如果持續高熱不退，並伴有以下的表現，就要注意了。

✓ 低熱不退，精神萎靡

　　孩子本來很活潑，但是發熱後變得精神不振，體溫一直沒超過三十八‧五℃，老是想睡覺，這就說明他的陽氣不夠充足，和邪氣打仗時已處於劣勢。這種情況需要及時找醫師診治。同時配合「推三關穴」，幫助孩子立即培補陽氣。

　　【推三關穴】：用拇指橈側面或中間三指，從腕推向肘一百～三百次。

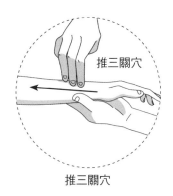
推三關穴

推三關穴

✓ 精神亢奮，角弓反張

　　孩子高熱後突然變得煩躁，不停哭鬧，沒有胃口，睡覺不踏實，家長就要特別留意了。孩子處在發熱導致的亢奮狀態，可能會引起「高熱驚厥」，如果不及時調理，可能會出現「角弓反張」現象，即頭往後仰，後背後挺，兩腳繃直，就像一張反向張開的「弓」。這時，必須立刻送醫治療。在去醫院的途中，可用掐揉小天心等方法鎮靜安神來救急。

　　【掐小天心】：用中指指腹掐揉小天心五～二十次。

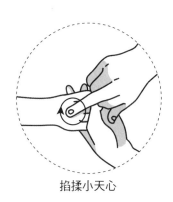
掐揉小天心

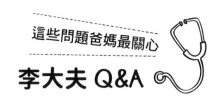
Q. 孩子感冒起初流清鼻涕，逐漸轉黃鼻涕，有人說發炎了，也有人說快好了，哪種說法正確？

這是由風寒感冒轉為風熱感冒的常見症狀。孩子患了風寒感冒，會流清鼻涕、咳白痰。如果未及時治療，風寒化火，就轉為風熱感冒，表現為咳黃痰、流黃鼻涕。要調理這種情況，主要在於驅散內熱，可以給孩子服用金銀花薄荷飲。

Q. 孩子容易感冒，是不是可以補充維生素 C？

當然可以。建議適當攝取一些富含維生素 C 的水果和蔬菜，像番茄、橘子、菠菜等，記得還要多喝水。

Q. 嬰兒咳嗽但不會吐痰，怎麼辦？

可以拍背協助他排痰。具體方法是，在孩子劇烈咳嗽時，或是進食後兩小時，讓他橫向俯臥在家長的大腿上，空心掌，用手腕的力由下往上、從外到內給孩子拍背。手勁要適度，能感覺到孩子背部有震動就可以了。

Q. 孩子長期反覆發熱，怎麼辦？

孩子出現長期反覆的發熱，尤其是高熱，一定要到醫院接受治療。

Q. 孩子發熱初期，有哪些容易被家長忽略的小徵兆？

怕冷是發熱前期的一種症狀，量體溫時可能還不到三十八℃。但此時孩子會出現皮膚蒼白、手腳發涼、無汗、畏寒、肌肉痠痛、無力等現象。

第四章

養好腎，孩子不尿床、長身高、更聰明

改善孩子經常尿床，
最基本須先固腎

孩子為什麼在床上「畫地圖」？

尿床是孩子很常見的毛病。一般情況下，在三～四歲時才能控制排尿，如果五、六歲以後還經常尿床，每周在兩次以上，且持續大約半年時間，就可診斷為小兒尿床，醫學上稱為小兒遺尿。

提到小兒尿床，不少家長有個錯誤的認知，覺得孩子還小，沒什麼關係，長大後就不會了。其實，這種想法是不對的。如果不及時治療，有些孩子到了上小學的年齡仍然會尿床，這對他們的心理傷害很大。

☆ 小兒尿床，多和腎氣不固有關

中醫認為，腎主膀胱，腎氣不足就不能固攝膀胱中的尿液，於是就表現為尿床。這類孩子的特點是四肢冰涼、精神不好、體質差。調理小兒尿床，要以補腎止遺為主。

☆ 韭菜子餅，溫腎止遺效果好

取十～十五克韭菜子，用擀麵棍碾細碎，與麵粉和在一起烙餅，給孩子當點心吃，每天一個即可。韭菜子有溫腎止遺的功效，對於腎氣不固引起的遺尿效果佳。

李醫師診療室

在門診中，常發現那些經常尿床的孩子，大多不喜歡説話，性格較孤僻、憂鬱。研究機構也指出，尿床的孩子通常記憶力差、反應慢、智商比正常兒童低。不注意調治，他們的身體發育狀況會受到影響，如智力不發達、長不高等。

蜂蜜核桃，補腎填精止遺尿

尿床，是不少孩子都存在的問題。家長既不要聽之任之，也沒必要大驚小怪，否則會給他們帶來心理負擔。

平時要多吃補腎固精的食物，如核桃有補血養氣、補腎填精等功效，可以固攝尿液；蜂蜜能溫補腎陽、固精止遺。兩者一起炒食，對於調理小兒尿床效果很好。

🍼 兒科中醫小學堂

為什麼不必刻意訓練特別小的孩子自己大小便？

孩子一歲半以後，有的媽媽就開始訓練他們自己大小便。需要特別強調的是，在孩子尚未完全發育好之前，強制訓練只可能適得其反。隨著孩子逐漸長大，自我控制感不斷加強，再對孩子進行如廁訓練比較好，例如告訴他廁所在哪裡，如何使用馬桶等，孩子會慢慢習慣自己上廁所。

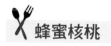 **蜂蜜核桃**

材　料 | 核桃肉一百克，蜂蜜十克。

做　法 | 1. 將核桃肉清理乾淨，放入鍋內乾炒。
　　　　 2. 待核桃肉發焦時，淋上蜂蜜，即可盛出。

功　效 | 補腎填精、止遺尿。

四味豬肚湯，溫腎散寒固小便

　　如果孩子每晚遺尿不只一次，尿頻尿多，並伴隨有神疲乏力、面色蒼白、怕冷、下肢無力等症狀，多為脾腎虛寒所導致，調理以溫腎散寒為主。常給孩子吃四味豬肚湯，能夠調理孩子頻尿。

　　這四味指的是桂圓、山藥、蓮子、紅棗，尋常普通的食物，就是很好的調理妙藥，溫腎健脾效果佳。

食物	性味歸經	功效
桂圓	性溫，味甘；歸心、脾、肝、腎經	溫陽補腎、止遺尿
山藥	性平，味甘；歸肺、脾、腎經	固精益氣
蓮子	性平，味甘、澀；歸脾、腎、心經	健脾補腎、止遺尿
紅棗	性溫，味甘；歸脾、胃經	溫陽暖體

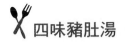

| 材　　料｜ | 豬肚兩百克，蓮子十克，桂圓肉六克，山藥十二克，紅棗六枚，鹽一克。 |

材　　料｜ 豬肚兩百克，蓮子十克，桂圓肉六克，山藥十二克，紅棗六枚，鹽一克。

做　　法｜
1. 蓮子、桂圓肉、山藥、紅棗用水洗淨；豬肚切絲。
2. 將豬肚放入砂鍋，倒入沸水，加蓋煮三分鐘。
3. 把沸水倒掉，將蓮子、桂圓肉、山藥都放入砂鍋中，再次倒入沸水至滿，加蓋煮三分鐘。
4. 把沸水倒掉，這樣砂鍋得到充分預熱後，加入紅棗，第三次倒滿沸水，加蓋，燜燒至豬肚熟爛，加入鹽攪拌一下，即可食用。

功　　效｜ 溫脾補腎、調理小兒遺尿。

補腎經，揉湧泉、氣海，小兒遺尿輕鬆調

調理孩子腎虛遺尿，小兒推拿療效顯著，並且沒有不良反應。只需推拿孩子手和腳上的一些穴位，就能輕鬆達到效果。

☆ 補腎經，溫補下元止遺尿

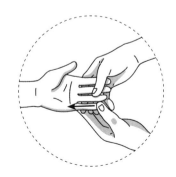

- **精準定位**：小指掌面指尖到指根成一直線。
- **推拿方法**：用拇指指腹，從孩子小指尖向指根方向，直推一百～兩百次稱為補腎經。
- **功效主治**：補腎益腦、溫補下元，主治孩子腎虛遺尿等。

☆ 揉湧泉穴，健胃益腎止遺尿

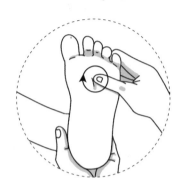

- **精準定位**：足掌心前三分之一與後三分之二交界處。
- **推拿方法**：用拇指指腹按揉孩子湧泉穴五十～一百次。
- **功效主治**：健胃益腎、退熱除煩、止遺尿。

☆ 按揉氣海穴，培補腎氣

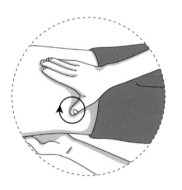

- **精準定位**：臍下一・五寸處。
- **推拿方法**：用拇指、中指或掌根按揉孩子氣海穴一百次。
- **功效主治**：此穴為理氣要穴，可以疏通氣機、培補腎氣，止孩子遺尿。

尿床孩子心理負擔重，爸媽撫慰最重要

　　孩子從尿床到學會如廁，是正常的生理發育過程，伴隨的是腦下垂體機制的成熟。父母要正確看待孩子尿床的行為，並想方設法幫助他們克服，而不是埋怨、指責，說出「尿床了，不害羞嗎？」「你多大了還尿床？」這類話，更不要將孩子尿床的事，當成笑話跟周圍的人講。多數情況下，父母適時的理解和包容，對孩子來說最為重要。

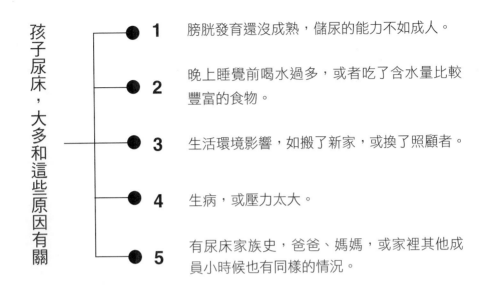

孩子尿床，大多和這些原因有關

1 膀胱發育還沒成熟，儲尿的能力不如成人。

2 晚上睡覺前喝水過多，或者吃了含水量比較豐富的食物。

3 生活環境影響，如搬了新家，或換了照顧者。

4 生病，或壓力太大。

5 有尿床家族史，爸爸、媽媽，或家裡其他成員小時候也有同樣的情況。

☆ 孩子尿床，爸媽應該怎麼辦？

　　小時候不要把尿。從小就把尿的孩子，由於缺乏憋尿的經驗，膀胱括約肌得不到鍛鍊，會導致膀胱容量小、憋不住尿，反而容易尿頻、尿床。因此建議孩子小時候不要幫他把尿。

　　耐心等待。隨著孩子的成長發育，膀胱的功能會越來越成熟，尿床的現象也會隨之減少。

　　調整生活方式。晚上睡覺前，不讓孩子喝太多水，或進食太多含水量豐富的食物，如西瓜、哈密瓜、橘子、梨等。

　　安撫孩子。告訴他們，尿床是小事，沒必要感到羞愧。家長要幫助孩子建立自信心。

　　給孩子更多的關心。孩子感到失落、生病或者感到自己不受父母關心時，也可能引起尿床。建議父母多陪陪他，讓他體會到爸媽的愛，孩子焦慮減輕了，尿床的現象就會減少。

孩子長不高，
強健骨骼需補腎

長高的關鍵取決於腎

希望孩子高人一等，是每一位父母的期待。有一些孩子，個頭總是比同年齡的矮，這主要是腎功能發育不健全引起的。中醫認為「腎主骨」，即腎充養骨骼。孩子腎功能發展完善，骨骼就會健壯，必然長高個。

☆ 腎有掌控骨骼生長的功能

如果孩子的腎精充足，骨質就會得到很好的滋養，骨骼發育更沒話說，個頭也長得高；反之，假使腎精不足，骨質與骨骼缺乏後援，身高可能就不樂觀。

☆ 腎功能失常，骨骼就會生長緩慢

小兒腎功能失常，就會表現為骨骼發育不良或生長遲緩、骨軟無力等。想要力挽狂瀾長得高，就得補腎。

對於一些因腎功能失常，導致骨骼發育不良的孩子，家長平時可多幫他推拿手上的三個穴位：腎經、腎頂、腎紋。長期持續，可以使孩子更聰明、強壯。具體操作方法如下。

- **補腎經**：用拇指順時針揉孩子左手小指的螺紋面一百二十次左右。
- **掐腎頂**：拇指和食指併攏，掐按孩子左手小指的腎頂三～五次。
- **揉腎紋**：用拇指按揉孩子左手小指的腎紋一百五十～兩百次即可。

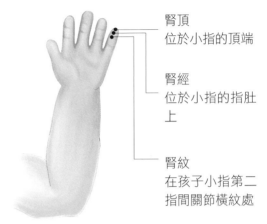

腎頂
位於小指的頂端

腎經
位於小指的指肚上

腎紋
在孩子小指第二指間關節橫紋處

家有壯兒膏，孩子長得高

有一些父母期待子女長高，時常買一些促進生長的營養補充品。結果個子沒見效，反倒使孩子經常生病，這就是標準的「揠苗助長」。想要長高，必須從根本上找原因，補腎即是最直接簡單的方法。

☆ 要根據孩子的體質做補養

中醫有句話是「陽常有餘，陰常不足」，就是指孩子體質的特殊性。所以家長不能幫孩子濫補，補多了，孩子吸收不了。

山藥味甘，性平，歸肺、脾、腎經，所以既能強健孩子的脾，又能入肺經來壯肺，還能有益腎經來培補先天之本；桂圓肉能入心脾，發揮寧心安神的作用；山楂可以消食、通腸胃。

將山藥、桂圓肉、山楂製成膏劑，既能補腎，又能健脾益肺，還可以讓孩子長得高。且適合大多數孩子的體質，所以吃了之後，有病治病，無病強身。

 壯兒膏

材　　料｜	山藥五百克，桂圓五百克，新鮮山楂三個，糖粉少許。
做　　法｜	1. 山藥洗淨，去皮；桂圓去皮去核，取肉；山楂洗淨，晾乾後去核。 2. 把山藥、桂圓肉、山楂放在榨汁機裡打成汁後，加入少許糖粉，拌勻，放在蒸鍋裡隔水蒸一小時，即成壯兒膏。
用　　法｜	因為山藥裡含有澱粉，製成的壯兒膏就像孩子們愛吃的果凍，吃起來口感好，還有點甜，大家都喜歡。學齡前的孩子每次吃兩小匙，每日三次，做一次能吃一個禮拜。學齡兒童可稍微多吃一些，做一次能吃五天。每個月做一次即可。
功　　效｜	健脾補腎、強壯骨骼，促進兒童生長發育。

花生豬腳湯，補腎強骨促增長

想讓孩子長身高，藥補不如食補。平常給孩子吃一些補腎強骨的食材，就能夠促進其身體發育，骨骼生長。

☆ 花生搭配豬腳，生長發育大躍進

中醫認為，豬腳性平，味甘、鹹，具有補虛弱、填腎精的功效。營養學也指出，豬腳脂肪含量比肥肉低，可以促進兒童生長發育、增強記憶力；花生含有維生素 E 和鋅，同樣具有上述功能。因此將兩種食材一起燉湯，品嘗美味之餘，生長發育功能也更加倍。

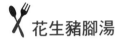 花生豬腳湯

材　　料｜	豬腳五百克，花生仁五十克，枸杞子三克，鹽兩克，薑片五克，蔥花五克。
做　　法｜	1. 將豬腳洗淨，皮毛刮乾淨；花生仁用清水浸泡半小時。 2. 將豬腳切成塊；鍋內倒入適量清水煮沸後，放入切好的豬腳塊，大約煮三分鐘，盛出。 3. 鍋中倒水燒開，放入豬腳塊、花生仁、薑片煮開，轉小火煮至豬腳軟爛，加枸杞子、鹽再煮五分鐘，撒上蔥花即可。
用　　法｜	建議每周食用一次。
功　　效｜	促進生長發育和血液循環，增強記憶力。

揉命門穴和湧泉穴，增高助長有奇效

如果想要充分發揮孩子身高增長的潛力，首先要保證均衡的營養和充足的睡眠。在這些基礎上，配合一些有利孩子長高的推拿，會有不錯的效果。

☆ 按揉命門穴，補腎氣、強骨骼

- **精準定位**：第二腰椎棘突下方即是命門穴。
- **推拿方法**：取俯臥位，用拇指在孩子命門穴上按揉十～三十次。
- **功效主治**：按揉腰部命門穴，可以培補腎氣。腎主骨，腎氣旺盛才能有效啟動骨骼正常生長，讓孩子長高。

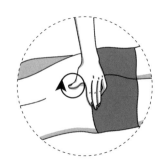

☆ 按揉湧泉穴，促進骨骼發育

- **精準定位**：足掌前三分之一與後三分之二交界處。
- **推拿方法**：用拇指指端按揉孩子湧泉穴五十～一百次。
- **功效主治**：按揉湧泉穴可補腎壯骨，增加身高，讓骨骼發育健全。

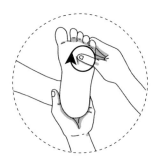

中醫說的「五遲五軟」是怎麼回事？

　　「五遲五軟」是小兒生長發育障礙的常見病症，也是腎虛的典型症狀。五遲是指立遲、行遲、語遲、髮遲、齒遲；五軟則為頭項軟、口軟、手軟、足軟、肌肉軟。中醫認為，五遲五軟主要是由於小兒肝腎不足，不能榮養筋骨，所以筋骨、牙齒就會生長發育緩慢。調理時需補養肝腎、強筋壯骨。

✓ 父母需細心照護

1. 孩子出生後要儘量以母乳餵養，及時添加副食品，補足營養需求。
2. 多與孩子進行語言交流，以幫助孩子開啟心智。
3. 帶孩子多做戶外活動，加強體格鍛鍊、增強體質。

✓ 補腎經

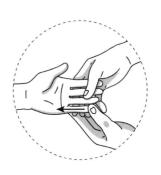

- **精準定位**：小指掌面指尖到指根成一直線。
- **推拿方法**：用拇指指腹從孩子小指尖向指根方向，直推腎經二十～五十次。
- **功效主治**：補腎益腦、強健骨骼，促進孩子生長發育。

✓ 按揉肝俞穴

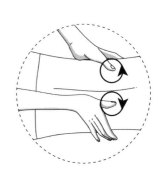

- **精準定位**：在背部，肩胛骨下角水平連線與脊椎相交椎體處，往下推兩個椎體，其下緣旁開二橫指處即是。
- **推拿方法**：用拇指指腹按揉孩子肝俞穴三十～五十次。
- **功效主治**：可補養肝腎，使筋骨健壯。

要讓孩子更聰明，健腦也要補腎

☆ 大腦的營養來自腎精

腎為先天之本，孩子的生長發育，以及骨骼、腦髓、牙齒等的形成，均與腎有密切關係，腎精充盛的孩子才會聰明。

中醫認為，「腎主骨、生髓、通於腦」，因為腎是藏精的，精是生髓的，所以腎功能的好壞會影響到腦的功能。髓可分為骨髓、脊髓、腦髓三部分。骨髓藏於全身骨骼中，能發揮營養骨頭的功能。脊髓和腦髓是相通的，骨髓匯聚到脊髓，最終又匯入腦髓，所以中醫將腦稱為「髓海」。腦髓是人體的精華，是由腎精化生的。

☆ 腎精充盛的孩子才聰明

腎精充盛則髓海充盛，繼而能夠維持和促進大腦功能，孩子就會聰明。相反的，如果腎精虛弱，髓海不足，就很容易出現智力發育遲緩。

🍴 益智仁豬肚湯

材　料｜ 益智仁十克，蓮子、芡實、山藥各四克，豬肚一個。

做　法｜
1. 將益智仁煎湯去渣，把蓮子、芡實、山藥泡入益智仁湯中兩小時，再裝入洗淨的豬肚內。
2. 全部一起放進燉鍋中，小火煮兩小時左右，即可食用。

功　效｜ 益智仁可補腎固精，提高記憶力；蓮子能養心安神、健腦益智；芡實益腎固精、健腦；山藥則健脾補腎。

黑芝麻白米粥，益腎健腦記性好

孩子經常喝粥，可以補養氣血，促進增長，還能夠幫助消化，預防積食發熱等病症，也是補腎健腦的好方法。

☆ 黑芝麻可補腎健腦

中醫認為，黑色食物能保護腎臟。而黑芝麻性平，味甘，歸肝、腎經，可以「填骨髓、補虛氣」。孩子平時若能多吃，有利於促進腦細胞健康發育，補腎健腦的效果很好。如和白米一起煮粥，更能促進消化吸收。

🙂 兒科中醫小學堂

**黑芝麻壓碎食用，
為什麼有利於孩子消化？**

黑芝麻連皮一起吃不容易消化，壓碎後不僅有股迷人的香氣，更有助於孩子消化吸收。

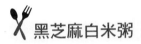
黑芝麻白米粥

材　　料｜ 黑芝麻十五克，白米三十克。

做　　法｜ 1. 黑芝麻倒入濾網中，沖洗乾淨、晾乾。
　　　　　 2. 把晾乾的黑芝麻倒在炒鍋中，用鏟子不停翻炒至有香味即可。
　　　　　 3. 用擀麵棍把炒熟的黑芝麻壓碎，待用；白米用水淘洗乾淨，備用。
　　　　　 4. 鍋中加入適量水燒開，倒入白米，用勺子攪拌幾下，小火煮二十分鐘，再加入壓碎的黑芝麻；用勺子不停攪拌至粥黏稠即可。

功　　效｜ 健腦益智、增強專注力和記憶力。

枸杞水泡腳，護好孩子先天之本

孩子先天不足，其虛在腎，後天體弱則虛在肝。但肝腎同源，腎虛，肝就會受到連累，最後肝腎同虛。孩子腎虛，表現為手足冰冷、四肢不溫、智力發展緩慢；肝虛，則會膽小、怯懦、少氣乏力。如果有上述症狀，可以用枸杞水給孩子泡腳。

☆ 枸杞子味甘性平，補腦益智作用強

《神農本草經疏》中說：枸杞子，潤而滋補，兼能退熱，而專於補腎、潤肺、生津、益氣，為肝腎真陰不足、勞乏內熱補益之要藥。且作用和緩，不像其他補益藥，一吃就上火，如果再利用睡前泡腳的方式，藥效就能發揮得更淋漓盡致。

枸杞子泡腳

材　　料｜ 枸杞子十五粒。

做　　法｜ 1. 燒熱水的時候放點枸杞子進去，每次十五粒左右就可以了，燒出來的枸杞水是淡紅色的。

2. 泡腳前先幫孩子搓搓腳，等到搓熱了再泡，約泡二十多分鐘，直到水不熱為止。

3. 泡完後，孩子腳上會沾點枸杞子的紅色，不必用清水去洗，也不要馬上擦乾，稍晾一會兒再擦。

功　　效｜ 補肝益腎，彌補孩子先天不足。

　　有個叫玲玲的五歲小女孩，平時手腳總是冰涼，個子也不高，智力發育也比同齡孩子晚一些。媽媽以為她體虛，時常準備補藥和保健品給她食用。吃完補品後，孩子很快就會煩躁、口乾、發熱，甚至鼻出血。這種先天不足的孩子，補的時候一定要循序漸進，而且得從根源上補，即是補腎。我沒讓玲玲繼續吃補品，而是讓她的媽媽在睡覺前給她用枸杞水泡腳。

　　過了一年多再見到這個小女孩，個子明顯長高了。她媽媽說，現在孩子手腳已經不冰涼，也比之前活潑積極許多。

揉百會穴、補腎經啟發孩子智力

促進孩子的智力開發，讓他頭腦聰明，是每位父母的期望。透過揉按穴位，就能發揮改善腦部血液循環、增強記憶等益智強腦的獨特效果。

☆ 揉百會穴，健腦益智

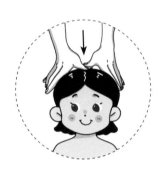

- **精準定位**：在頭頂正中線與兩耳尖連線的交點處。但在孩子二～三歲時，才會完全長好出現。
- **推拿方法**：用拇指端輕輕揉按孩子百會穴十～二十次。
- **功效主治**：可促進腦部發育，有健腦益智的作用。

☆ 補腎經，促進孩子生長發育

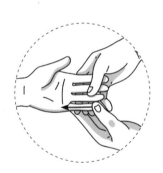

- **精準定位**：小指掌面指尖到指根成一直線。
- **推拿方法**：用拇指指腹，從孩子小指尖向指根方向，直推一百～三百次。
- **功效主治**：能讓小兒腎精逐漸充盛，腎氣慢慢充足，促進生長發育。

😊 兒科中醫小學堂

孩子健腦補腎，堅果來助力

杏仁、核桃、松子、榛果等堅果類是很好的補腦食物，但不適合孩子直接進食，尤其是一歲以下，因此需將它們磨成粉狀，混入三餐中，也能增加口感。

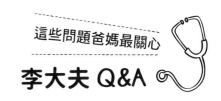

李大夫 Q&A

Q. 開發孩子智力，為什麼要從補腎做起？

腎藏精，主骨生髓，髓上充於腦。腎精的充盈和腦力的發育關係密切，補腎經可補腎益腦、溫養下元。

Q. 四歲的男孩膝蓋總是疼，這是怎麼回事？

孩子膝蓋疼，最常見的是生長痛，多發生在學齡期前後、生長發育快的春季，主要與這一時期兒童活動量相對增多，長骨生長較快，局部肌肉筋腱不協調有關。生長痛主要表現為肢體的疼痛，以兩下肢大腿部位多見。特點是疼痛感較輕，多為雙側疼，持續時間較長，有時可達數月或更久，常發生在下午和晚間，經一夜休息就會消失。它是一種暫時的生理性疼痛，過一段時間就會好。

Q. 我家孩子個子偏矮，是矮小症嗎？

矮小症的特徵是生長遲緩、身高增長比同年齡、同性別兒童的標準低。在幼稚園內，比同班級的小朋友矮半個頭（五～十公分）；在中學裡，比同班同學矮一個頭（十～二十公分）。如果孩子屬於這種情形，就可能是矮小症了。一旦發現有這種情形，應及時到醫院檢查，不要盲目聽信偏方，以免錯過最佳治療時機。

Q. 我家女兒五歲半，最近晚上睡著半個小時後就出汗，頭髮都濕了，後背也全是汗，手心還燙，這是怎麼了？

中醫稱這種情況為小兒盜汗。盜汗是指孩子在睡覺時全身出汗，醒來汗止。這是體內陰陽失調的表現，多與心、肺、腎三臟陰虛有關。一般來説，常見的小兒盜汗主要是由於氣陰兩虛、陰虛火旺所致，常是由於脾胃積熱引起。可取紅棗四個、小麥十五克、烏梅十克、冰糖少許，水煎，代茶飲用，每周二～三劑，能補虛斂汗。

第五章

不良情緒傷身體，做孩子最好的心理醫師

憂思傷脾，
孩子的心思家長要明白

孩子壓力大、思慮重，容易傷脾

現實生活中，家長對孩子的關心，往往只表現在「物質」上，精神層面經常付之闕如。大人會說，小孩子哪有那麼多心理問題，吃飽喝足就夠了。這樣說有些武斷，隨著孩子長大，思想也多元化，心理健康對身體健康的影響當然越來越明顯。

☆ 孩子情緒不佳，易引發脾胃系統的毛病

中醫理論認為，五臟、五行、情志是對應的。其中，脾胃屬土，脾主思。思慮過多，會使脾胃受損。家長的嚴格管教和學習方面的壓力，都會使孩子思慮重重。

☆ 要少給孩子壓力，多關照情緒

現在許多孩子脾胃不好，就是壓力大、情緒不佳造成的。為什麼有的孩子在吃飯時生氣會胃疼，這實際上就是情緒失常引起脾胃系統的不適，說明兩者密切相關。

如果給孩子過多壓力、焦慮、緊張，他的脾胃系統就會失常，之後身體吸收營養物質的能力開始下降，生長、發育容易出問題，引發各種疾病。所以，如果父母一味地只要求孩子拚命讀書，不管他是否有壓力，那麼當他的情緒、身體出問題後，可能連與其他孩子的平均水準都跟不上，那不就得不償失了嗎？

為什麼孩子老是鬧脾氣？

有的孩子脾氣特別大、愛鬧彆扭，家長可能以為這是天生個性問題。殊不知，很可能是他的身體狀態不佳所引起的。

☆ 陰虛體質的孩子最容易發脾氣

陰虛生內熱，體內有虛火，人就會煩躁，容易生氣。現在許多孩子喜歡吃肉，所以陰虛的情況較多，他們晚上睡覺常盜汗，平時也脾氣大、心煩、手腳心熱、大便乾燥等，還有舌頭紅、舌苔薄、嘴唇鮮紅，這些症狀都是陰虛的表現。此時要想辦法給他滋陰，火氣才會降下來。

☆ 陰虛火旺是怎麼回事？

所謂陰虛火旺，就是在陰虛的時候，因為津液不足，滋潤的力量不夠，顯

得陽氣過剩；這時不是真的熱有多餘，而是相較而言，陰少了。陰虛的人會出現咽喉乾燥、想喝涼水、眼睛乾熱、手腳心熱等一系列熱症。但這些都是虛熱，是主滋潤的津液不足所造成，並沒有真的火能夠去除，而是需要滋補陰津。陰精養足了，虛火自然就會降下來了。

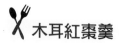

木耳紅棗羹

材　　料｜ 木耳十五克，紅棗八個，冰糖三克。

做　　法｜
1. 將木耳、紅棗放入鍋中，加入冰糖，用水約一碗半（孩子吃飯用的小碗），泡二十分鐘。
2. 放在火上煮開約半小時後，最後煮成半碗即可。

用　　法｜ 分二～三次服用。

功　　效｜ 木耳藥性緩和，可滋陰潤肺，又能調節免疫力；紅棗則健脾養血。只需這兩味食材，再加些冰糖，滋陰生津的效果就很好。

想太多的孩子，容易胃口差

中醫認為，五臟與七情相對應。其中，與脾對應的情志是思，如果孩子思慮過度，則會對脾功能造成損傷。最常見的就是胃口差、消化不良、積食等。

☆ 瘦弱的孩子往往心思過重

我們都有過這樣的經驗：心裡惦念一件事，總感覺茶飯不思，這就是「憂思傷脾」的表現，孩子也如此。瘦弱的孩子，往往「心思重」，平時想得太多，

以至於脾胃功能不佳，吃飯少。還有的一到考試就吃不下，這是心理負擔影響脾胃造成的。

☆「放寬心」最為重要

對於思慮過重的孩子，家長要學會儘量讓孩子放寬心。每次考試時，不要給他施加太多的壓力，應該時時鼓勵孩子，否則一旦加重其心理負擔，容易適得其反。

✗ 山藥紅棗蓮子羹

材　　料｜	山藥一百克，去核紅棗三個，蓮子十克，白米六十克，冰糖十克。	
做　　法｜	1. 山藥去皮，洗淨、切塊，泡在滴有白醋的水中，以免氧化發黑；紅棗、蓮子洗淨；白米淘洗乾淨。	
	2. 所有材料放入鍋中，加水煮熟，最後加進冰糖煮至化開即可。	
用　　法｜	早晚服用，每日一劑。	
功　　效｜	益氣健脾，養心止瀉。山藥可健脾胃，止腹瀉；紅棗能補脾和胃，益氣生精；蓮子則補脾胃，補養心氣。將三種食材一起做成羹，可緩解孩子因思慮過重導致的脾虛。	

不要在飯桌上教訓孩子

有一些家長常在飯桌上批評教育孩子，認為這是和他們做溝通、聊天的好時機。其實不然，吃飯的時候教訓孩子，會影響他們的情緒，既達不到教育效果，還會增加心理壓力，極不利於成長。

☆ 別在飯桌上碎碎念

孩子的食慾，受心情影響比較大，心情愉悅自然胃口好，吃得也多；心情壓抑則「食不知味」，沒心思吃飯。許多家長平時工作忙，沒有太多時間陪孩子，一天也就只有吃飯時間全家能在一起。雖然出發點是好的，想在輕鬆的進餐氛圍中隨機教育，可是聊天的內容動不動就是「這次考多少分」「你怎麼不懂得好好學習」……在這種情況下，孩子就沒有吃飯的慾望。

時間一久，他們就會將「吃飯」和「挨訓」聯繫在一起，開始排斥吃飯，嚴重時還會厭食。

如果孩子老是在飯桌上遭到責罵或是叨唸，心情糟糕時，為了逃避壓抑的飯桌環境，匆匆吃幾口就離開了。這種情形下，他們不能像往常一樣細嚼慢嚥，甚至連口湯都不喝，肯定影響消化吸收。

☆ 藉機培養孩子的參與意識與進餐禮儀

飯前請孩子幫忙分發筷子、湯匙，飯後讓他收盤子、擦桌子……這些力所能及的家務，孩子完全可以勝任。透過參與，慢慢培養他的家庭責任感。

一個孩子的家庭教養和人品，往往在

🔵 兒科中醫小學堂

為什麼讚賞孩子的話要在飯前說？

吃飯前身心比較放鬆、愉悅，可以利用這個時間表揚一下孩子的特殊表現，如被老師稱讚，拿到某個小獎品、小榮譽等，全家「以水代酒」，舉杯慶祝，並對孩子的努力的稱許。

餐桌上能夠得到驗證。進餐禮儀，對其未來的人際交往及成長發展都有重要的幫助。所以，家長一定要將進餐禮儀告訴孩子：主動幫長輩擺碗筷；等長輩入座自己再坐；不能把好吃的菜拉到自己面前；夾菜的時候不許滿盤亂翻；嘗過的東西不能再放到盤子裡。

李醫師診療室

　　有個上二年級的男孩，平時老師和家長都對他要求較嚴，心理壓力很大，以至於每次考試都憂心忡忡，茶不思飯不想。父母為了孩子能考出好成績，每逢考試前都會給孩子準備營養餐，這更讓他吃不下。爸媽都很著急，經過我的診斷，是脾虛導致的厭食。

　　我告訴孩子父母，這是思慮過重引起的消化不良，請他們換個角度思考，多鼓勵孩子，為他樹立信心，平時可煮一點山藥紅棗蓮子羹來喝。經過一段時間的調理，孩子胃口開了，學習成績也有所提升。

孩子叛逆、缺乏耐性怎麼辦？

✓ 孩子常見的叛逆表現

1. 固執堅持，頑固抵抗　　2. 公共場合大哭大鬧
3. 我行我素　　　　　　　4. 經常與眾人反其道而行

✓ 孩子叛逆，父母的安撫最重要

當看到孩子開始叛逆，情緒很激動時，爸媽首先要控制自己的脾氣，不要硬來，否則只會火上澆油。正確選擇就是冷處理，先不理他。當他開始用大哭這種形式考驗父母時，家長就要狠下心，等他哭完了，平靜下來再教育。

✓ 溫暖法

爸媽要理解、關心、鼓勵和信任孩子，多溝通，做他的朋友，發現孩子有進步，就要給予及時肯定和稱讚。

✓ 心理安撫法

平時要主動幫助孩子客觀了解自我，克服他們認知上的主觀性和片面性，培養良好情緒，鍛鍊意志，並增強自身控制能力，最終促進心理健康良性發展。

悲傷肺，要讓孩子健康，首先要讓他快樂

悶悶不樂的孩子最容易感冒

在五臟與七情的對應關係中，肺主悲，悲傷的情緒會刺激肺，使肺氣被不斷消耗，就容易感冒。許多家長不重視孩子的心情起伏變化，以至於生病了都找不到病根。

☆ 悲傷的情緒會造成肺衛不固

中西醫都認為，悲傷對身體負面影響很大。從中醫角度講，悲傷肺，肺主呼吸的功能就減弱了，造成肺衛不固，容易被外邪侵襲，於是感冒、咳嗽、哮喘等病症很快找上門。西醫的說法則是，悲傷情緒會有礙人體內許多荷爾蒙的分泌，導致免疫功能和抵抗力降低。

☆ 家長要正確引導孩子發洩情緒

孩子心情不好時，家長一定要學會觀察，並給予積極的開導，讓他從低落的情緒中走出來。可以利用遊戲或講故事等方法，慢慢帶他抽離難過的氛圍。

和孩子交心，讓他開心

在家長印象中，孩子都是無憂無慮、快樂成長的，好像不會有什麼煩惱的事情。其實不然，他們雖然小，卻也有喜怒哀樂。

✿ 物質與精神需求都需要關心

家長們都很關心孩子的物質生活：每天怎麼吃，怎麼穿，都會計較；但對於精神世界則選擇忽略。認真點的家長，有時還會問問孩子在幼稚園或學校發生什麼事，但通常是聽聽就過去，或者只關心功課，其他的自動算了。這樣沒有和爸媽交流的孩子，要想健康快樂地成長，多麼難啊。

✿ 家長要幫助孩子從困難中走出來

孩子在成長過程中總會遇到一些困難、挫折，心情也會受到影響。所以，家長要及時引導孩子，幫助他從困難中走出來，消除不良情緒的影響。這樣，他不僅能在挫折中吸取經驗，不斷成長，心理也會越來越健全。

兒科中醫小學堂

多和孩子說悄悄話

孩子有隱私，也有祕密。如果讓他一直憋在心裡也不是好事，所以家長一旦有所察覺，就要盡力幫他解決、疏導。睡覺前是最佳時機，因為脫了衣服鑽進被窩，就卸下了自己的心防，更容易和爸媽說說內心的困擾。因此，如果覺得孩子最近的情緒不對勁，可以在他躺下後，坐在床邊和他談談心，試著給他一些暗示或鼓勵、指引，幫助他渡過難關。

孩子要養肺，不可生氣或大怒

人們生氣時常會說「我的肺都快氣炸了」。肺真的會氣炸嗎？孩子經常生氣，會對肺有哪些影響？這得從肺部的功能說起。中醫認為，肺在五行中屬金，於人體內處於五臟六腑的最高處，負責氣的宣發肅降。簡單而言，只有肺主呼吸的功能正常，才能保證體內濁氣順利排出，大自然的清氣能夠吸入；若呼吸停止，體內外的氣體不能做交換，生命活動嘎然中止。

☆ 大怒傷肝，也傷肺

大怒是傷肝的。「怒則氣上」，憤怒之下，肝氣上衝，血也跟著上衝，所以人在生氣憤怒時會臉紅脖子粗。這股怒氣不能發洩，就會在體內鬱積，橫衝直撞傷害肺，這就是中醫所說的「諸氣憤鬱，皆屬於肺」。因為肺主呼吸，「怒火攻肺」時肺氣不暢，就容易呼吸困難。

✗ 月季花桂圓水

材　　料｜ 月季花三朵，桂圓肉二十克，蜂蜜適量。

做　　法｜ 1. 桂圓肉切成碎塊，月季花用清水洗淨後切成絲。
　　　　　 2. 鍋中加入適量清水煮沸後，放進桂圓肉；三分鐘後再將月季花放入，均勻攪拌，稍煮片刻即可熄火。
　　　　　 3. 飲用時加適量蜂蜜調味。

用　　法｜ 孩子生氣或心情不痛快時飲用，每次一小杯。

功　　效｜ 寧心益氣、呵護肺臟。

常帶孩子到郊外散散心

現在城市裡的孩子，放假時還常待在屋裡不出去。尤其是夏天，喜歡躲在冷氣房裡，不接觸外界的新鮮空氣，很容易受涼，使陽氣受損，連累到肺部。常吹冷氣，感覺很舒爽，但身體不一定能夠承受得了。夏天不能透過出汗來散熱，水濕就會存在體內。肺主水，原本要把水經由汗疏泄出去，結果被冷風強行堵回來，肺就要消耗更多陽氣去做這些事。陽氣耗損過鉅，無法運化水濕，就易化成痰，從而出現咳嗽。

☆ 到郊外多踏青可清肺、排濕邪

周休二日或放假的時候，要常帶孩子到野外走走、玩玩，多呼吸新鮮空氣。或在陽光下跑跑步，出出汗，把體內的濕邪排出。

多接觸大自然，多認識花鳥蟲魚，不但能開闊眼界，孩子的心情也能變好，見識因而越來越廣，有益於身心發展。

兒科中醫小學堂

**如何減少家庭裝潢
對孩子的傷害？**

各種裝潢材料很容易損害孩子的健康，所以家庭在做翻修時，首先要選擇環保的材料，值得信任的廠家；其次是裝潢完畢，要留時間讓居室通風；再來，綜合使用各種去除汙染的方式，如植物吸附法、活性炭吸附法等，可以嘗試看看。

孩子受到驚嚇，驚恐傷腎

孩子就像小鳥一樣怕驚嚇

大人有喜、怒、憂、思、悲、恐、驚等情緒，孩子同樣一種也不少，他們缺少的只是對七情的承受能力。中醫認為驚恐傷腎，有的孩子受到驚嚇就尿褲子，是典型的情緒受影響表現。

☆ 孩子被嚇到容易生病

四～五歲的孩子就像春天的小鳥，活蹦亂跳，最禁不住驚嚇。有時候他們不聽話，家長就會說：「再不乖乖，我就找醫生來打針。」這時，在孩子眼裡，醫生不是白衣天使，可能是像故事書裡的大灰狼，以後見到穿白袍的醫護人員的第一反應就是哭。

還有的家長會對調皮的小搗蛋說：「不聽話，爸爸媽媽就不要你了！」孩子就會誤以為真，從而傷心難過。

☆ 孩子為什麼容易被嚇到？

孩子沒有人生經歷，大人說什麼，他就相信什麼，所以不能隨意嚇唬孩子。驚恐傷腎，腎氣失固，他被嚇到有時會小便失禁；鬱傷脾，因此孩子心情不好，就沒有胃口，再好的飯菜吃起來也無味。

☆ 家長要學會做孩子的朋友

父母們要想真正理解孩子的心思，就要學會做他們的朋友。確切來說，是要做孩子的「小朋友」，融入到其境地。以大人的姿態逗孩子的方法不可取，嚇孩子的招數更是要不得，這樣只會給他們的心理種下病根。

李醫師診療室

有個四歲女孩的爸爸對我說，他脾氣不好，有一次孩子犯了點小錯誤，就厲聲呵斥了她幾句。孩子哭了，一邊哭一邊站著尿褲子。後來連續兩個夜晚睡不著覺，說夢話，還啼哭。

孩子爸問我，她是不是生病了？我說對，是被您發脾氣嚇到了。

孩子夜晚睡覺不安穩，怎麼辦？

許多孩子如果受到驚嚇，夜晚睡覺就容易哭鬧，有時候，怎麼哄都停不住，讓父母不勝其擾。他們因為心神怯弱，一感受到風吹草動就容易被嚇到，要讓孩子心神安寧、不受驚，手上就有兩個特效「妙藥」：腎經、小天心穴。經常

按揉這兩個穴位，就有很好的效果。

☆ 補腎經，培補孩子先天

- **精準定位**：小指掌面指尖到指根成一直線。
- **推拿方法**：用拇指指腹，從孩子小指尖向指根方向，直推三十～五十次。
- **功效主治**：補腎健體。

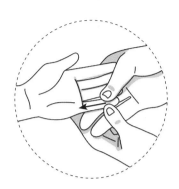

☆ 掐揉小天心穴，安神鎮驚

- **精準定位**：手掌大小魚際交接處的凹陷中。
- **推拿方法**：用中指指腹掐揉孩子小天心穴一百～三百次。
- **功效主治**：清熱鎮驚、安神明目，主治小兒受驚、夜啼、煩躁不安等。

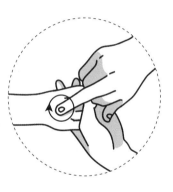

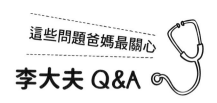

李大夫 Q&A

Q. 夏天孩子不早睡，不早起，怎麼辦？

按照中醫養生的原理，夏天應該是早睡早起有利於健康，大人和孩子都應該遵循這個規律。但因孩子年紀小，家長要慢慢引導，及時到室外呼吸新鮮空氣。

Q. 四歲半的孩子總是吃手入睡，這樣對健康有沒有影響？

幾個月大的孩子吃手，是因為他把手當成一個玩具，吃起來也不會咬疼自己，或許是帶來快樂的一種方式。三歲以後的孩子如果還吃手，說明這是對快樂的一種依賴。養成習慣，會對口腔造成不良影響。要讓他改掉需要技巧，無須先去強化「別吃手」這個概念，反而可以抱抱他、親親他，把孩子的小手占用過來，慢慢弱化「吃手」的行為。

Q. 一歲的男孩半夜醒來總是哭，有時候一晚上五六次，這是為什麼？

可能是夜驚。請用前述的揉小天心、補腎經的方法試一試，如果沒有好轉，並有加劇的趨勢，建議去醫院就診。

Q. 孩子睡覺喜歡踢被子，是因為熱還是心理問題？

中醫認為，孩子是純陽之體，陽氣充沛。偶爾睡覺踢被子是體內燥熱引起，屬正常反應。如果變成經常性，就可能是上火的表現。可以給孩子吃一點滋陰清熱的食物，如梨、冬瓜、鴨肉等。

Q. 三歲的孩子不愛跟別的小朋友玩，是怎麼回事？

不用刻意調整，要適度引導，如平時講一些團結合作的故事，讓孩子明白為什麼要有朋友同儕的道理。還可以多帶他和附近鄰居的小朋友接觸，時間長了，自然能改變。

第六章

每天睡前推拿五分鐘，
孩子毛病少

睡前幫孩子推拿，好處多多

睡前是給孩子做推拿的最好時機

孩子洗完澡入睡前，媽媽可以輕輕握住他的手揉揉推推，或在肚子上按按捏捏。而爸爸可以在旁邊講故事，唱兒歌，放鬆他的身心。在這個過程中，既能緩解孩子身體不適，又能享受家庭的溫馨，一舉兩得。

☆ 睡前捏一捏，孩子好入眠

良好的睡眠，可以促進孩子體格及神經發育。媽媽睡前幫孩子捏一捏，除了加速血液循環，有效緩解他活動一天後的疲勞之外，還能安其心神，達到消食導滯的作用，夜晚啼哭頻率會減少。

☆ 推拿安全，無不良反應

有些父母認為孩子皮膚嬌嫩、筋骨柔軟，不敢幫他們做推拿，就怕一按一

捏之間會讓孩子受傷。其實，小兒推拿本身很安全，只要注意使用輕柔的手法，就能幫助促進孩子的神經系統發育。家長在實際操作時，用力適中，就不會有問題。

✿ 睡前推拿增進親子感情

職業婦女由於工作忙，時間緊，白天抽不出時間來給孩子做推拿，則可利用晚上睡覺前幫他按按揉揉，不僅能預防疾病及增強抵抗力，同時也能加強互動，增進親子之間的感情。

✿ 孩子好動不配合，可以睡著後再捏

有些孩子生性活潑好動，不喜歡被固定住，也不喜歡被揉捏。這時候媽媽不要因此氣餒，可以等孩子睡著後再推拿。只需注意手法要輕柔，以不影響孩子正常睡眠就好。

如何快速找到孩子的穴位？

穴位是腧穴的俗稱，「腧」通「輸」，有傳輸、輸注的意思，穴即空隙。穴位推拿可以調和臟腑、疏通經絡、平衡陰陽、促進氣血暢通，從而維持身體健康。取穴的方法有很多，以被推拿者的手指為標準，稱為「手指同身寸取穴法」。因個人手指的長度和寬度，與其他部位存在一定的比例，所以可用被推拿者本人，例孩童的手指來測量定穴。一般來說，此法是最常用、最簡便的取穴方法。小兒推拿常用取穴方法如下。

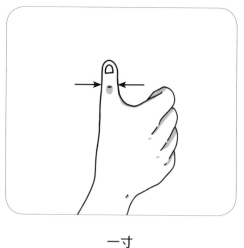

一寸

被推拿者用拇指指關節的橫度作為一寸

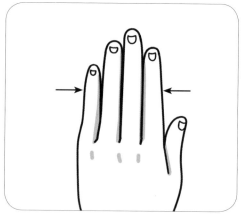

一・五寸

以被推拿者食指和中指併攏的橫度作為一・五寸

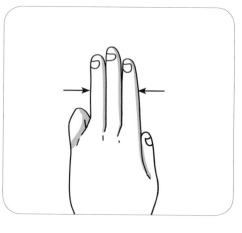

二寸

以被推拿者食指、中指和無名指併攏的橫度作為二寸

三寸

被推拿者將食指、中指、無名指、小指併攏，以中指中節橫紋處為準，四指橫度作為三寸

★ 哪些情況下適合做推拿？

　　在孩子體質虛弱時，包括消瘦、營養不良、膽怯體弱等，病前期或疾病潛伏期、亞健康狀態，在疾病易感時段、易感環境，推拿可預防疾病；季節交替或氣候異常情況下，推拿可增強免疫力；讀書求學期，推拿可舒緩學習壓力；疾病狀態下，推拿利於康復；病癒後，推拿有利於強身健體，避免疾病復發。

孩子有特定的推拿穴位，
和大人不一樣

　　雖然小兒推拿的原理和成人一樣，都是以刺激穴位、疏通經絡作為治病保健的基礎，但是，它還有特殊性，即常用的十四經穴和經外奇穴與成人相同外，大多數為小兒推拿特定穴。這些穴位形態呈「點」「線」「面」狀，多分布在肘關節以下和頭面部，並以兩手居多。

✓ 兒童的五根手指分別對應脾、肝、心、肺、腎

　　小兒推拿中，孩子的五根手指頭分別與脾、肝、心、肺、腎密切相連，因此推拿手指有調理五臟的效果。對應的順序分別是：大拇指對應脾經——家長常給孩子推大拇指，可以增進其食慾；食指對應肝經——家長常給孩子推食指，可以清瀉其體內多餘的肝火；中指對應心經——按揉孩子中指，有寧心安神、促進睡眠的功效；無名指對應肺經——輕揉孩子無名指，可以培補肺氣，使他不輕易感冒；小指對應腎經——按捏孩子小指，能夠補腎強體，讓他身體結實。

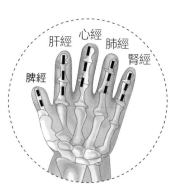

✓ 兒童穴位不僅有點狀，還有線狀、面狀

　　這些特定穴位分布在全身各處，既有點狀，也有隨經絡走向，呈現出線狀結構的，還有因著身體區域性反應而表現出面狀的。如窩風穴、二扇門穴、小天心穴等都是點狀的；三關穴、天河水、六腑穴、攢竹穴等都是線狀的；腹部、脅肋都是面狀的。

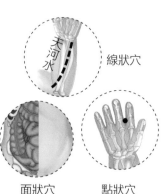

孩子身上有妙藥，
按按捏捏脾胃強

「脾經」是強健孩子脾胃的特效藥

提到孩子脾虛，家長都會想辦法為孩子補脾。常用的調理方法，其中一個是食補，另一個就是推拿療法了。相較食補而言，推拿更顯得簡單易操作，僅用一雙手，隨時隨地可以進行。

☆ 推拿拇指就可補脾

孩子的大拇指對應脾經，常給他推拿大拇指，稱為推脾經。推脾經又分為補脾經和清脾經。前者可以增進孩子食慾，後者則能改善他因消化不良造成的積食。

【脾經的精準定位】：拇指橈側面，指尖到指根成一條直線。

有一個五歲的小女孩，平時吃飯總是很挑剔，也不好好吃，以至於越來越瘦。這可急壞了媽媽，她想了一些改善孩子胃口的方法但無濟於事。我幫小女生補脾經六十次，也請她媽媽回家照做。經過一個多月的調理，孩子胃口大開，也不再挑三揀四了，還長胖一些。

✿ 補脾經，改善孩子消化

在孩子的拇指上推拿，可以補脾氣、助運化。若其平時身體體質比較好，可達到保健作用；假使消化功能不佳，就更需要了，不僅能增強免疫力，還可以改善厭食、乏力等症狀。

【方法】：用拇指指腹，從孩子拇指尖往指根方向，直推五十～一百次。

✿ 清脾經，解決孩子積食、長口瘡問題

如果孩子有積食、長口瘡等問題，用清脾經的方式就能達到獨特的效果。

【方法】：用拇指指腹，從孩子拇指根向指尖方向，直推一百次。

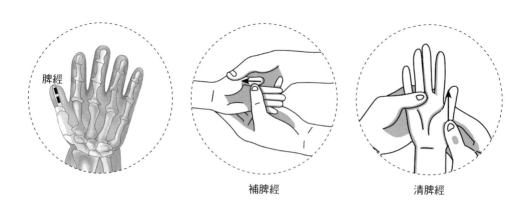

脾經

補脾經　　　　　　清脾經

揉板門開胃口，孩子吃得香

孩子沒胃口、消化不好，是許多家長面臨的棘手問題。遇到這種情況，只要在孩子拇指的一個穴位上按揉，就可以調理其脾胃，讓他愛上吃飯。這個神奇的穴位，就是專門負責消食化滯的板門穴。

☆ 板門穴，脾胃之門

板門穴被稱為脾胃之門，幾乎所有的消化系統疾病，都可以推拿板門穴來調理。而推拿板門穴，通常有揉、推兩種方法，效果不盡相同。

【板門穴的精準定位】：大魚際處或大拇指本節○・五寸處。

☆ 揉板門穴，改善孩子吃不下、腹脹

因為孩子脾常不足，所以難免積食，爸爸媽媽可以揉揉他的板門穴，保護脾胃，而且沒有不良反應。如果孩子吃不下、腹脹，更應該好好揉一下。

【方法】：用拇指指腹揉孩子大魚際，手法不要太重，每次三分鐘，每日一次。適用於日常保健和一般的消食化積。

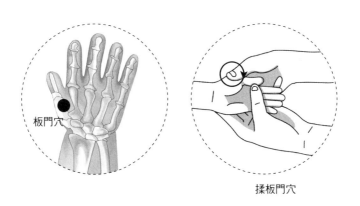

板門穴

揉板門穴

☆ 推板門穴，止嘔止瀉效果佳

如果橫推板門穴，依據方向不同，還有止瀉或止嘔的作用。

【方法】：用拇指指腹從孩子的大魚際推向腕橫紋，用於止瀉；從腕橫紋推向大魚際，則是止嘔。每次推八十～一百下。

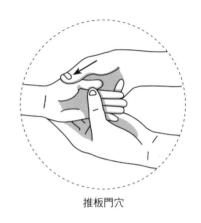

推板門穴

捏脊，提高孩子抵抗力

孩子在成長的過程中，需要媽媽撫慰，也希望與媽媽交流。每天早晨為孩子捏捏脊，只要花那麼三～五分鐘的時間，會給孩子的身體、心理帶來很大的益處。

☆ 捏脊可調理臟腑功能，有利於生長

捏脊是指順著脊椎兩側，提提背部的皮膚。人體背部正中為督脈，督脈兩側為足太陽膀胱經的循行路線，兩者是人體抵禦外邪的第一道防線。透過捏脊，可以疏通經絡，調理臟腑功能，尤其是對胃腸有很好的調節作用。

【脊椎的精準定位】：後背正中，從大椎穴至長強穴成一直線。

🔵 兒科中醫小學堂

捏脊需要特別注意事項

1. 捏脊一定是從下到上，不能反過來，也不能來回操作。

2. 操作時，捏起多少皮膚和提拿力度要適當，以能輕鬆順利推進為度。推拿動作要快而流利，向前推進時要走直線，不能歪斜。

☆ 經常捏脊，能預防疾病

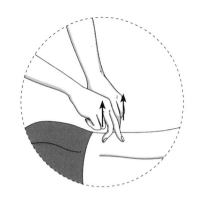

經常捏脊能促進孩子生長發育，強身健體，防治多種疾病。方法簡單，也不需要工具，在家就能操作。請孩子趴在床上，用食中二指自下而上，提捏孩子脊旁一‧五寸處。捏脊通常進行三～五遍，每捏三下將背脊皮膚提一下，稱為「捏三提一法」。

兒童經絡推拿的操作原則

小兒推拿的適宜年齡，以五歲以下效果較佳，對嬰幼兒尤其適合，但實際臨床推拿調理的，也有超過五歲者。給較大兒童做推拿，常需要結合成人推拿手法。

✓ 小兒推拿操作時間、次數

操作時間，要根據孩子年齡大小、體質強弱、疾病緩急和病情輕重，以及所用手法的特性等因素決定。

次數通常為每日一次；對急性熱病等高熱情況，可每日兩次；養生保健或慢性病症調理也可以隔日一次。時間每次二十～三十分鐘，也可以根據具體情況靈活掌握。

✓ 小兒推拿的手法運用

一般推法、揉法的操作次數較多，摩法所需的時間比較長，掐法則應重、快、少，掐後常配揉法輔助，且經常放在治療最後使用。

按法和拿法單獨運用次數很少，通常和揉法、捏法搭配執行。

✓ 小兒推拿手法和成人推拿有所不同

依據小兒生理病理特點，其推拿保健和治療手法與成人推拿有所不同，手法尤其強調輕柔、均勻、平穩、著實。施治時需要藉助一定的介質，以潤滑皮膚，增強療效。

推拿特效穴位養好肺，讓孩子遠離感冒

推拿肺經養好肺，讓孩子遠離感冒

以從醫多年的臨床經驗分析，孩子的病大多分為兩類，一類是以積食為首的脾胃系病症，包括厭食、便祕、腹瀉等；另一類就是以感冒為大宗的肺系疾病，包括咳嗽、肺炎、哮喘等。調理肺系病症，孩子的小手上有一個特效穴位，就是五經穴中的肺經，經常按揉肺經，能呵護孩子的肺，不被外邪侵犯。

☆ 不管感冒還是咳嗽，按揉肺經都有效

無論感冒還是咳嗽，都是由於肺遭到外邪入侵，肺衛不能有效抵抗所造成。這時推拿肺經，一方面可以協助肺將外邪趕出去，另一方面又能幫肺修補「城牆」，使肺衛更加堅固。

【肺經的精準定位】：無名指掌面指尖到指根成一直線。

　　冬春兩季，時常碰到許多被感冒折磨的孩子，打針吃藥只是暫時緩解，沒過多久又再來一次循環。我對父母說，經常感冒的孩子，是肺太嬌嫩所引起。平時應做好預防，才能減少感冒的頻率，例如每天在其無名指上，從指尖向指根方向直推一百次，長期持續就能增強肺的防禦能力。

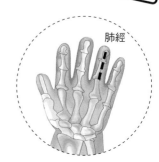

肺經

☆ 補肺經，改善肺虛引起的感冒

　　對孩子因肺虛引起的感冒（典型症狀是面色蒼白，咳嗽聲弱，咳痰無力），適當給他調補肺經，能補肺臟之需，增強肺衛之力。肺的防衛能力增加後，也就不容易感冒了。

　　【方法】：用拇指指腹，從孩子無名指尖向指根方向，直推一百次。

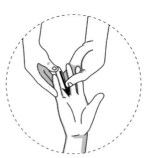

補肺經

☆ 清肺經，改善肺燥引起的感冒

　　對於孩子因肺燥引起的感冒（典型症狀是面色潮紅、咳嗽聲沉悶、流黃鼻涕），要清肺經，可以滋陰潤肺、濡養肺臟。另外，如果孩子出現流行性感冒初期症狀，如頭痛、鼻塞、流鼻涕、咽喉腫痛等，用清肺經的手法按摩，能夠有效緩解，縮短病程。

　　【方法】：用拇指指腹，從孩子無名指根向指尖方向，直推五十～一百次。

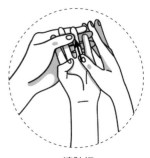

清肺經

三關穴，補虛散寒、溫補肺氣

一到冬春季節交替時，感冒的孩子就會特別多，原因乃肺氣不固所導致，需要幫他們固護肺氣，抵禦自然界的寒氣。孩子身上有一個三關穴，溫補散寒的效果非常好。每天給孩子推拿這個穴位，就能預防感冒。

☆ 三關穴，溫補脾肺兩臟

推三關穴可補一切陽氣虛弱，對孩子薄弱的脾、肺兩臟，有很好的溫補作用，很適合平時脾肺氣虛的孩子。

【三關穴的精準定位】：位於前臂橈側，與陽池穴至曲池穴成一直線。

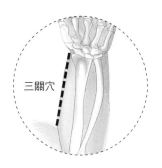

三關穴

☆ 冬春兩季推三關穴，驅除孩子體內寒氣

在冬、春兩季幫孩子推三關穴，可以幫助他們驅除體內的寒氣，抵禦外界寒邪入侵。如果他們有晨起咳嗽、流清鼻涕的表現，一般是夜裡受了寒所致，這時推三關穴，效果非常好。

另外，當孩子因風寒感冒發熱時，推三關穴有發汗的作用，不僅可以散寒，還能夠發汗退熱。

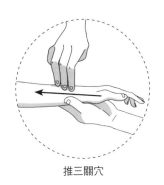

推三關穴

【方法】：家長一手握住孩子的手，另一手用拇指或中間三指，從腕橫紋（手腕）向上推，直到肘橫紋（肘窩），約三～五分鐘。

【注意事項】：方向不能錯，必須是從下（腕）向上（肘），不能相反，也不能來回。

天河水，清孩子肺胃之火

如果不注意孩子的日常飲食，攝取過多蛋白質就會引發肺胃之火，中醫稱為「食積生內熱」。肺胃之火熱盛，孩子通常會表現為牙齦腫痛、牙齦出血、口臭等症狀。

☆ 如何判斷孩子是否有火？

如果孩子在一段時間內，不愛喝白開水，只喜歡喝酸的、甜的、冷的，這時家長就要注意，孩子體內可能有火了。

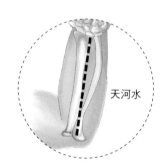

天河水

☆ 天河水，可清肺胃之火

有肺胃之火不要緊，可以清天河水來解決。天河水對於孩子肺胃熱引起的牙齦腫痛、口臭皆能發揮效果。

【天河水的精準定位】：位於前臂正中，自腕至肘成一直線。

【方法】：用食中二指自腕向肘，直推一百次左右。

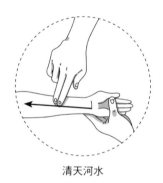

清天河水

外勞宮穴驅體寒，孩子不易感冒

孩子手背上有一個神奇的穴位——外勞宮穴，不但有溫裡散寒的作用，還

能把體內的寒氣疏散出來，可以驅體寒、預防感冒。

☆ 揉揉外勞宮穴，好比喝薑湯

在外勞宮穴上推拿是中醫溫法的代表，能夠溫裡散寒，溫經止痛，無論內寒、外寒、臟腑之寒、經絡之寒，都可驅散出去，即「和臟腑之熱氣」，使人「遍身潮熱」，就像喝了薑湯一樣，最適合在秋冬季節預防風寒感冒。

【外勞宮穴的精準定位】：位於手背第二和第三掌骨之間，掌指關節後〇・五寸處，與內勞宮穴相對。要找到此穴，先要找到內勞宮穴。

內勞宮穴位於掌心，第二和第三掌骨間凹陷中。孩子握拳屈指時，中指尖所指的地方就是內勞宮穴。找到後，與該穴對應的手背部位就是外勞宮穴。

【方法】：用拇指端按揉孩子外勞宮穴二十～五十次。

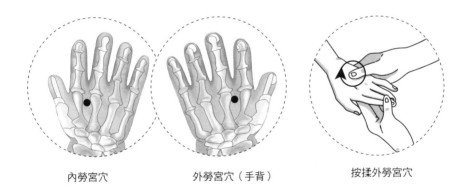

內勞宮穴　　　　　外勞宮穴（手背）　　　　按揉外勞宮穴

按按揉揉護好腎，
孩子身體壯、智商高

腎經，補腎益腦、強身健體

有的孩子從小體質虛弱，動不動就生病，這其實就是「先天稟賦不足」、「正氣虛弱」的表現。要增強孩子體質，補腎經是很好的方法。

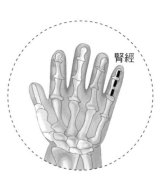

腎經

☆ 腎精充足，孩子身體強健，抵抗力佳

中醫認為，腎受五臟六腑之精而藏之，主生長發育和生殖。腎精的盛衰，對各臟腑的功能都有影響，五臟六腑均需腎精的滋養，所以，多給孩子補腎經，可以使其腎精充足，對日後生長發育大有益處。

☆ 補腎經，強健孩子五臟

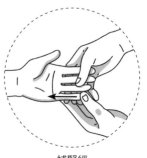

補腎經

多補腎經可以讓五臟之精充足，讓孩子的抵抗力更強，有補腎益腦、強身健體的功效。

【腎經的精準定位】：小指掌面指尖到指根成一直線。

【方法】：用拇指指腹，從孩子小指尖向指根方向，直推二十～五十次。

湧泉穴，補腎壯骨助增高

孩子的足心有一味「靈丹妙藥」——湧泉穴，經常對其按揉，能夠補充陽氣，促進孩子生長發育。

☆ 按揉湧泉穴，從源頭上護腎

中醫古籍《黃帝內經》中說：「腎出於湧泉，湧泉者足心也。」意思是，腎經之氣如同源泉之水，來自於足下。因此，湧泉穴在人體治病、保健等方面有重要作用。

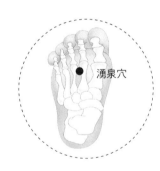

湧泉穴

腎主骨，兒童想增高首先需要骨骼健康發育，而這取決於腎氣是否充足；骨骼的精華在骨髓，而腦為髓海，所以養腎就能養骨骼。湧泉穴是腎經的井穴，按揉它有補腎養陽、強健骨骼的功效。

【湧泉穴的精準定位】：足心，第二趾和第三趾的趾縫紋頭端，與足跟連線的前三分之一和後三分之二的交點處，屈趾時足心的凹陷處。

【方法】：每天給孩子按揉湧泉穴二十～五十次，能夠補腎壯骨、促進生長發育。

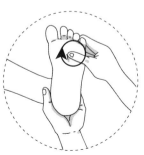

按揉湧泉穴

百蟲穴，緩解孩子生長痛

　　孩子在生長發育時期，偶爾會喊著身體疼痛，以往很多父母都不解，以為他只是在胡鬧，事實上孩子成長期可能會發生間歇性下肢疼痛，這是一種正常的生理現象，稱為「生長痛」，多見於四～十二歲孩童身上。

☆ 主要發生在夜間

　　生長痛多在大腿、膝關節、小腿及腹股溝部出現，常間歇性發作，發作時持續時間約在十分鐘～一小時。乃孩子活動量相對較大，長骨生長較快，與局部肌肉和筋腱不協調，所導致的生理性疼痛，主要發生在夜間。白天由於孩子在活動中，即使感到不舒服，也可能因為其他事物分心，而不容易察覺，所以在夜晚才有感覺。

☆ 推拿百蟲穴，疏經活血、緩解局部生長痛

　　膝部有個百蟲穴，在此處做推拿，能夠幫助下肢部位疏經活血，緩解局部生長痛。

　　【百蟲穴的精準定位】：髕骨內上緣二‧五寸處。

　　【方法】：以拇指指腹與食中二指相對，稍用力拿捏孩子百蟲穴五十～一百次。

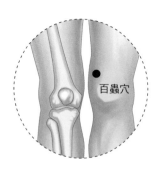

百蟲穴

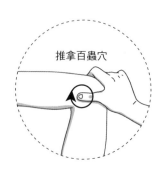

推拿百蟲穴

第七章

春夏健脾、秋養肺、冬補腎，
孩子少生病

春天補脾，
多吃甘、少吃酸

春季肝旺易傷脾，要防止肝功能偏盛

春天是萬物生發，也是孩子茁壯成長的季節。此時，補養好他們的脾尤其重要。

五臟與五行、五色、四季相對應。春季肝氣當令，肝功能強盛，而肝屬木，脾屬土，根據五行理論，木能剋土，所以肝氣高亢會犯脾。而且，小孩的特點就是「肝常有餘」、「脾常不足」，肝氣更容易使脾氣受損。所以，在春天要抑制肝火，同時要培補脾氣。

☆ 甘入脾，酸入肝，春日食補應省酸增甘

根據五味與五臟的關係，酸味與肝相對應，甘味與脾相對應。如果多吃酸味食物，能增強肝功能，導致肝氣更旺。這等於給「肝火」又添了一把柴，那脾就不堪重負了。因此春天要少給孩子吃酸味食物，不要助長偏盛的肝氣。

◆ 五行五臟、四季對應表 ◆

五行	五臟	四季
木	肝	春
火	心	夏
土	脾	長夏（第 168 頁）
金	肺	秋
水	腎	冬

☆ 春天補脾的甘味食物有哪些？

　　春天孩子的脾氣弱，就該適當多吃點甘味食物。這裡指的甘味食物，不是糖果等加了大量人工糖、甜味劑的零食，而是天然的甘甜食材，如紅棗、山藥、南瓜等，都可以適當攝取一些。

春季要滅肝火，以免孩子傷脾胃

　　春天，孩子肝火旺，容易傷脾。在飲食上應少酸增甘的同時，可以給他們適量喝一些湯湯水水等芳香的飲品，來抑制肝火、健脾胃。

　　當肝火旺盛時，身體就處於火旺水衰的狀態。不能讓孩子的肝上火，因為脾會遭殃。再加上春天風多乾燥，又容易滋生肺火導致生痰。所以，需要用水制約肝火，這時，可以讓孩子在春季酌量飲用一些天然蔬果汁。

芹菜蜂蜜汁

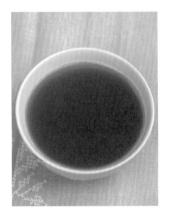

材　料｜	鮮芹菜一百五十克，蜂蜜一小勺。
做　法｜	1. 芹菜洗淨後切成丁。 2. 果汁機中加入芹菜丁和溫水攪打。 3. 濾掉菜渣留汁，加入蜂蜜即可飲用。
用　法｜	午飯後飲用，每次一杯。
功　效｜	芹菜性涼，味甘，有清熱平肝、健胃下氣的功效；蜂蜜可健脾潤肺。用芹菜和蜂蜜一起榨汁，平肝清熱的效果非常好。

銀耳紅棗冰糖湯，補脾開胃效果佳

　　不少家長聽過「紅棗治百病」，它真有那麼神奇嗎？當然不是，但在中藥裡，紅棗為一種藥引，對於日常生活眾多小病症都有調理功效。

　　紅棗性溫、味甘，最重要的功能是健脾補血，很適合孩子在春季食用。《神農本草經》中記載，其「主心腹邪氣，安中養脾助十二經」。脾胃強健，食物會得到充分的消化，脾主運輸的水穀精微得以完全吸收，氣血之源充沛，五臟六腑和四肢百骸獲得滋養。紅棗健脾胃的效果很顯著，有的孩子脾胃功能弱，消化不好，可以吃點紅棗來調理。

☆ 銀耳紅棗一起燉湯，健脾又潤肺

銀耳被稱為「窮人的燕窩」，既是營養滋補佳品，又是很好的補藥。歷代皇家貴族，都將其視為「延年益壽之物」，孩子常吃銀耳可以滋陰潤肺。和紅棗一起燉湯，有利於培補孩子脾肺。

✗ 銀耳紅棗冰糖湯

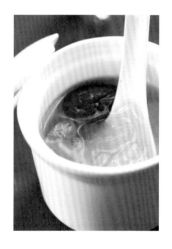

材　料｜	銀耳五十克，紅棗兩個，冰糖少許。
做　法｜	1. 將銀耳在清水中泡發、撕成朵，紅棗洗好備用。 2. 砂鍋中燒水，水熱後放入泡發的銀耳，燉二十分鐘左右，直到銀耳湯黏稠。 3. 放入洗好的紅棗，繼續燉十分鐘，加入冰糖至化就可以了。
用　法｜	燉好後放冰箱，隨時都可以喝。
功　效｜	補脾養胃、生津益肺，一般胃口不好的孩子都可以服用。

夏日養脾，
祛除孩子體內的濕邪

夏日潮濕，容易傷脾

　　夏季多雨潮濕，濕邪容易損傷人體的陽氣，特別是脾容易被濕困，導致脾失健運，孩子出現食慾缺乏、大便稀溏等症狀，嚴重者會有腸胃炎、痢疾等疾病。所以，孩子夏天養脾的重點是除濕。

☆ 悶熱的夏季，弱化孩子的消化功能

　　夏季氣溫高，雨水較多，尤其是三伏天，空氣濕度很大，悶熱不堪，被戲稱為「桑拿天」。這種天氣，人們連不動都會出汗。因為夏天濕氣重，脾又喜燥惡濕，所以暑熱時節脾功能最易受影響。一旦脾陽為濕邪遏制，脾氣就不暢，不能正常運化，就會弱化孩子的消化功能。

☆ 孩子「苦夏」的表現

孩子之所以苦夏（胃口不好、吃不下飯、腹脹、便溏），是因為體內有「濕」。如果連日下雨，外界濕邪不斷進攻，就更容易出現脾虛濕困，感覺渾身乏力、頭重腳輕，甚至嘔吐、腹瀉。

☆ 夏季應吃健脾胃、化濕邪食物

夏季，為了防止濕邪侵襲人體，可以多吃些除濕的食物。如綠豆、薏仁、紅豆、荷葉等，它們都有很好的清熱利濕作用。

此外，由於天氣炎熱，孩子往往胃口不佳，也可適當吃些性偏涼的食物，如新鮮蔬果、鴨肉等。而油炸、燒烤類就不適合，因為這些東西較油膩，不易消化，會使本來就不佳的脾胃功能更虛弱。

夏季怎麼吃瓜果才不傷脾？

夏天是各種瓜果成熟的季節，吃水果可以給孩子補充必要的水分，還能強健脾胃。但要注意，水果雖然好，但也不能無限量地吃。

☆ 便祕的孩子少多吃酸味水果

酸味水果如梅子、李子、楊梅等，所含的酸性物質不易被氧化分解，一般不建議多吃，因其酸味會和胃酸一起刺激胃黏膜；便祕的孩子也應少吃，以免加重症狀。

西瓜	小朋友都愛吃，因為確有清熱解暑的效果。但如果吃太多，反而會傷害脾胃，所以每次一～二塊為宜。
蘋果	有益氣和胃的功效，利於孩子消化。但是它含果糖和果酸較多，對牙齒有較強的腐蝕作用，食用後最好及時漱口刷牙。
荔枝	可補腦健身、益智。但一次不能多吃，會上火，輕者出汗、噁心、口渴、乏力，重則昏迷、頭暈等。吃完荔枝後用荔枝殼泡水喝，可以去火。
芒果	果肉甜美多汁、香氣誘人、益胃止吐。果皮可調理濕疹、皮膚炎，但不要與辛辣之物（如蔥、薑）一起吃，容易對腎臟有害。

紅豆薏仁粥，祛濕健脾孩子愛

夏天要養護脾胃，應該常給孩子喝紅豆薏仁粥。紅豆和薏仁搭配，是健脾祛濕的好拍檔，孩子也容易接受。

☆ 紅豆、薏仁，健脾胃、祛濕氣

紅豆，在中藥裡稱「赤小豆」，有利水、消腫、健脾胃的功效，因為它是紅色的，入心，所以能補心；薏仁，在中藥裡稱「薏苡仁」，被列為祛濕上品，可以利腸胃、消水腫、健脾益胃。孩子在夏季既要健脾祛濕，又要補心，薏仁加紅豆是首選。將薏仁熬成粥，意在使其有效成分充分為人體吸收，同時也不給脾胃造成任何負擔。

☆ 熬紅豆薏仁粥有訣竅

薏仁、紅豆很堅硬，放進鍋裡熬粥，大概一個小時也不會軟爛，甚至還可能把水熬乾，造成糊底。後面為大家推薦兩種熬紅豆薏仁粥的做法，既容易把粥熬軟爛，又有利於孩子消化吸收。

紅豆薏仁粥有個好處，就是怎麼熬都不會黏稠，底下總是熬爛的紅豆和薏仁，上面是淡紅色的湯，而兩者的有效成分大半都在湯裡。熬粥的時候，水放得多一些，這些湯就可以當茶喝。

夏天，用（做法二）製成的粥最好上午就喝完，放至下午容易變質。

😊 兒科中醫小學堂

祛濕健脾，還可以加入這些食材

蓮子
可改善濕疹
和痘痘狀況

生薑
溫中驅寒、
預防感冒

山藥
健脾益氣、
強精固腎

梨
潤肺、
止咳嗽

🍴 紅豆薏仁粥

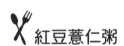

| 材　　料｜ | 紅豆、薏仁各五十克，冰糖五克。 |

做 法 一｜ 1. 在鍋裡加足夠的水，全部材料燒開後熄火，燜半小時。
　　　　　　2. 再開火，燒開後再煮半小時，薏仁紅豆粥就煮好了。

做 法 二｜ 使用保溫瓶，把薏仁和紅豆、冰糖放進去，然後倒熱開水，轉緊瓶塞，晚上製作，第二天早上起來吃粥就可以了。

鯽魚冬瓜湯，長夏健脾好夥伴

每年夏季最後一個月和秋季第一個月，稱為「長夏」，其特點是溫度上升到全年最高，濕度也達到飽和狀態。此時，人體以脾當令，而脾在運化水濕恰恰易受到濕邪侵犯致病。所以，孩子的飲食要順應季節與人體特點，多吃健脾利水的食物，其中鯽魚冬瓜湯就是不錯的選擇。

☆ 鯽魚搭配冬瓜，健脾利水孩子愛

鯽魚味道鮮美、肉質細嫩，具有溫胃進食、除濕的功效；對孩子脾胃虛弱、厭食、腹瀉等，具有很好的預防作用。其也富含優質蛋白質，容易被人體消化吸收。對於先天不足、體虛瘦弱的孩子，經常吃鯽魚對身體健康有益，另外，還能健腦益智。冬瓜性微寒，味甘，有清熱解毒、清胃降火的效果。鯽魚與冬瓜搭配，很適合孩子夏季健脾祛濕。

✗ 鯽魚冬瓜湯

材　料	｜	鯽魚三百克，冬瓜一百五十克，鹽、蔥段、薑片、香菜末各適量。
做　法	｜	1. 鯽魚去鱗、鰓和內臟，洗淨、瀝乾水分；冬瓜去皮除籽，洗淨，切成薄片。
		2. 油燒熱，先下蔥段、薑片，待爆出香味，放入鯽魚煎至兩面黃時，加鹽後加三大碗涼水煮沸。
		3. 盛入砂鍋內，加冬瓜片，小火慢煨約一小時，至魚湯呈奶白色，放入香菜末即可。
用　法	｜	佐餐食用，吃魚肉、喝魚湯。
功　效	｜	健脾暖胃、利尿。

秋季養肺，
不讓秋燥損傷孩子身體

秋季乾燥，孩子的肺容易被燥氣所傷

　　秋天氣候乾燥，對於「喜潤惡燥」的肺臟來說是極大的考驗。小兒肺臟很嬌嫩，更容易受到燥邪的損傷，出現口乾、咽乾、鼻乾、大便乾燥等情況。因此，在秋季要謹防秋燥。

　　我們大家都有體會，秋天早晚涼，白天氣溫仍然較高，在這種氣候條件下，出汗較少，夏季積存在體內的燥熱不易排出，加上外界環境乾燥，口腔、鼻腔黏膜又缺乏水分滋潤，可謂內憂外患，肺臟很容易被燥邪傷害。這時，要讓孩子多喝水，適當吃些滋陰潤肺的食物，注意增減衣服、預防感冒。

☆ 秋季養肺要多多飲水

秋季使人的皮膚變得乾燥，主動飲水是秋季養肺的主要環節。喝水固然重要，但也需講究方法，不宜一次大量，要多次少量。

☆ 秋季飲食，少辛增酸

秋季飲食，要遵循少辛增酸的原則。少辛，就是少吃辛辣刺激的食物，如蔥、薑、蒜、辣椒、花椒等，這些東西多性熱，會助生內熱，使體內燥氣更重，損傷肺陰。另外，燒烤、油炸食物也會加重秋燥，不宜多吃。

另外，辛味入肺，多吃辛辣食物會導致肺氣太盛，而肺屬金，肝屬木，金剋木，肺氣太盛會使肝受損害。因此要適當吃一些酸味食物，如葡萄、山楂等當季水果，防止肝氣受損。

潤肺養肺，初秋清熱、晚秋禦寒

秋季是天氣由熱轉冷的過渡時期。前期承襲夏季的炎熱，天氣特點以「熱」為主，肺臟易受「溫燥」侵襲；後期與寒冷的冬季相鄰，天氣特點以「涼」為主，肺臟易受「涼燥」危害。根據秋季天氣前後的變化，對孩子的飲食護理應該有所不同。

☆ 初秋，以清熱滋潤為原則

初秋，飲食應以清熱滋潤為原則，可以多喝一些滋陰清熱的湯粥。如排骨湯、薏仁粥、梨汁等。

晚秋，天氣逐漸變涼，飲食應以驅寒滋潤為主。要養陰潤燥，幫助孩子抵禦寒冷的侵襲。這時，可用養肺功能好的銀耳、百合，搭配紅棗、南瓜等，做成料理或羹湯。

🍴 花生排骨湯

材　　料｜	花生仁二十克，排骨兩百克，鹽兩克。

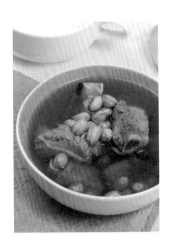

做　　法｜
1. 排骨洗淨，剁成塊；花生仁用清水泡洗。
2. 花生仁和排骨一起放入煲內，慢火煮一小時。
3. 調入鹽，煮熟即可。

用　　法｜ 佐中餐食用。

功　　效｜ 排骨中含有人體必需的優質蛋白質，具滋陰潤燥、清熱的作用。

雪梨煮湯，秋天常喝可潤肺

孩子有時會感覺到肌膚和喉嚨發乾，這其實就是燥邪傷肺的表現。要預防燥邪傷肺，首先在飲食上就要少吃辛辣食物，減少火氣，另外也可以吃點雪梨來滋陰潤肺。

☆ 雪梨能清熱潤肺、止咳化痰

　　雪梨水多而滋潤，果肉為白色，根據中醫五行理論，大部分白色食物都對肺臟有好處，所以其最主要的功效就是滋陰潤肺；同時可生津止渴、清熱止咳，改善肺陰虛引起的咳嗽、乾咳無痰、唇乾咽乾等症。

川貝雪梨豬肺湯

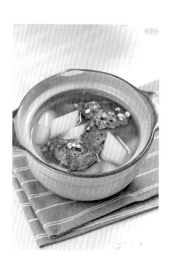

材　　料｜　豬肺一百二十克，川貝九克，雪梨一個。

做　　法｜　1. 豬肺洗淨切開，放沸水中煮五分鐘，再用冷水洗淨，瀝乾水分；川貝洗淨打碎；雪梨連皮洗淨，去蒂和核，梨肉連皮切成小塊。
　　　　　　2. 所有材料放到沸水鍋內，小火煮一小時即可出鍋。

用　　法｜　早晚服用，每周二～三次。

功　　效｜　清熱潤肺，生津止渴。

注意事項｜　若是寒痰、濕痰引起的咳嗽，就不宜喝。

冰糖銀耳蓮子湯，滋陰潤肺防咳喘

　　燥熱的秋季，肺虛的孩子最容易咳喘。所以，要讓他吃滋陰潤肺的食物。將銀耳、蓮子一起煲湯，潤肺防咳的作用很好。

銀耳「清補肺陰，滋液，治勞咳」，用其所做的羹湯，滋味甜美，大人孩子都喜歡。蓮子，又名蓮米、蓮實等，自古以來，是老少皆宜的補養佳品，有補脾益胃、止瀉祛熱的功效。

🍴冰糖銀耳蓮子湯

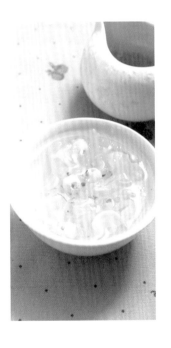

材　　料｜	去心蓮子八十克，銀耳十克，桂花、冰糖各少許。
做　　法｜	1. 蓮子泡發後用溫水洗淨，倒進碗中，加入沸水，漫過蓮子，上蒸籠蒸四十分鐘，取出備用。
	2. 銀耳用溫水泡軟，待其漲發後，將根蒂洗淨，掰成瓣，上蒸籠蒸熟備用。
	3. 鍋中倒入一千五百毫升清水，加入桂花、冰糖燒沸，將浮沫撇淨，放入銀耳燙一下，撈入碗中，然後將蒸熟的蓮子瀝去原湯放至碗內，再將冰糖桂花湯淋入即可。
用　　法｜	早晚服用，每周二～三次。
功　　效｜	養陰潤肺、緩解虛勞咳嗽。

冬季寒冷，
孩子須著重於養腎

寒冷季節，讓孩子「藏」起來過冬

中醫五行理論認為，冬季屬水，其氣寒，主閉藏。五臟中腎的生理功能，與自然界冬季的陰陽變化相通，冬季天寒地凍、萬物蟄伏，有利於腎的封藏，所以冬天宜養護孩子的精氣。

☆ 冬季是食養的好季節

腎中精氣需要水穀精微的供養，才能不斷充盈和成熟。冬天氣溫較低，腎又喜溫，孩子可以選用核桃、黑芝麻、羊肉等來補腎。

冬天，體弱的孩子不僅常感冒，同時也是各種傳染病的好發期，所以要多吃一些當令的蔬菜水果，如大白菜、高麗菜、橘子、柳丁等，利用它們的各種營養物質，來增強孩子的抵抗力。

☆ 冬季按揉孩子丹田可護腎

中醫認為，位於臍下三橫指處就是丹田穴。它有護腎暖陽、溫暖脾胃的作用。將兩手搓熱，在孩子腹部丹田穴按揉二十～三十次，直到皮膚溫熱變紅，可補腎的元氣，提高抗病能力、增強免疫功能。

☆ 冬天禦寒，護好孩子三個部位

● 腹部：腹部為神闕穴（肚臍）所在，耐暖不耐寒，如果著涼，容易引起腹痛、腹瀉等問題。所以冬季穿衣、蓋被要護好孩子的腹部。

● 腰部：腰部是藏腎的地方，也要確實注意保暖，以免風寒侵襲。

● 背部：人的背部為陽，是身之表，督脈和足太陽膀胱經所行之處，是人體健康的重要屏障，易受風寒而損傷人體陽氣，尤其是心肺健康。給孩子背部做保暖，可固護陽氣、抵禦寒邪。

冬季暖腎，多為孩子食補

寒冷的季節，孩子除了要儲存能量，抵禦嚴寒，還比大人多了一層需求，就是滿足成長發育的營養需要。

☆ 如何在冬天為孩子進補？

冬天是滋補的好時機，許多人會趁此機會大肆進補，但孩子不能和大人一樣東吃西吃，更不宜進食滋補功效強烈的食物（如人參、甲魚等），以免誘發性早熟。聰明的爸爸媽媽，要選擇適合孩子的冬令食補良品，來幫助他們驅散寒冷，增加體熱。

◆ 孩子冬季的三道滋補肉食 ◆

羊肉	為暖體的優良食品，適合在寒冷季節食用。
雞肉	蛋白質高於豬肉，其中胺基酸的組成與人體需要模式接近，營養價值高；脂肪多為不飽和脂肪酸，還含有多種維生素，以及鈣、磷、鋅、鐵、鎂等，具有強身、健體、益智的功效。
牛肉	可以補中益氣、滋養脾胃，寒冬食用可暖胃。

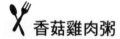 香菇雞肉粥

材　　料｜ 鮮香菇兩朵，雞胸肉一百五十克，白米五十克，鹽、香油、蔥花各少許。

做　　法｜
1. 鮮香菇去柄，洗淨，放入沸水中汆燙，取出切末；雞胸肉洗淨，切末；白米淘洗乾淨，浸泡三十分鐘。
2. 鍋內加適量清水置火上，放入香菇末和白米中火煮沸，轉小火煮至黏稠，加入雞肉末稍煮，加適量鹽、蔥花調味，淋上香油即可。

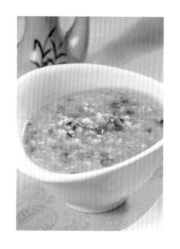

用　　法｜ 冬季早晚服用。

功　　效｜ 健脾暖腎，適合消化不好、營養不良的孩子食用。

桂圓紅棗八寶粥，暖養孩子過一冬

冬季「寒流」來襲，氣候變冷，孩子的抵抗力比較低，病毒容易趁虛而入，此時需做好禦寒工作。利用五穀雜糧，熬製一碗熱騰騰的粥，可以暖養孩子不受寒冷侵擾，還有溫暖脾胃、養陽補腎的功效。常選的食材有桂圓、紅棗、糯米、紅豆、花生仁等。桂圓補腎溫陽，紅棗健脾養血，糯米補血益氣，紅豆、花生仁補血。

✗ 桂圓紅棗八寶粥

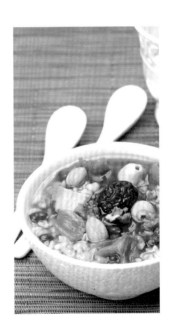

材　　料｜ 糯米三十克，薏仁、大麥仁、花生仁、蓮子、紅豆各十克，桂圓肉、水發銀耳各十五克，紅棗兩個。

做　　法｜ 1. 糯米洗淨，浸泡兩小時；大麥仁、薏仁、紅豆、蓮子洗淨，浸泡四小時。
2. 鍋中加適量水煮開，放入大麥仁、薏仁、紅豆、蓮子煮開，加蓋小火煮三十分鐘，放進糯米、花生仁、紅棗、桂圓肉、水發銀耳，用勺子攪勻，大火煮開，加蓋小火煮二十分鐘關火，再燜十分鐘即可。

用　　法｜ 早晚服用，每次一碗。

功　　效｜ 健脾暖腎、禦寒保暖。

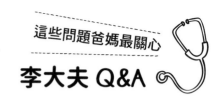
Q. 孩子春季容易花粉過敏，如何預防？

由花粉引起的過敏性鼻炎、過敏性哮喘，甚至是過敏性結膜炎等，都可以稱為花粉症。花粉過敏的孩子，春天外出要戴墨鏡、口罩，不要在室外久留（尤其是花粉指數高的時間，例如晴天的傍晚）。帶孩子做戶外運動時，盡可能選擇花粉指數低的清晨或者一場陣雨之後；不要在室外晾衣服，否則衣服容易沾染花粉，導致其過敏。

Q. 為什麼孩子夏天睡覺總會流口水？

中醫認為這是脾不足的表現。正常的時候，脾有收攝的能力，可以控制口水的收放，沒有食物時不分泌。但脾的功能一旦紊亂，口水不該出來的時候卻出來了，所以才出現睡覺時流口水的情況。這需要給孩子補脾胃，吃一些健脾食物，如小米、山藥、牛肉等。

Q. 孩子秋冬兩個季節易得支氣管炎，尤其是霧霾天更為嚴重，有什麼食療方可以預防？

這是孩子肺氣不足的表現，因為秋天乾燥，冬季寒冷，都容易使肺受傷。預防支氣管炎，可以在季節變換的時候，喝一碗杏仁雪梨湯。取雪梨一個，去核，切小塊，與杏仁三克、冰糖十克放在碗中，隔水蒸一小時後吃梨喝湯。

Q. 孩子冬天老愛出汗，是體虛的表現嗎？

「汗為心之液」，心氣虛則不能斂汗，會導致汗液頻頻外泄。孩子冬天經常出汗說明心氣不足，而心氣根於腎氣。所以，出汗也是在耗腎氣。在大量出汗後要及時補充水分，維持身體正常運轉，且應該少量多飲，即每次補充一百毫升左右，不要暴飲。

第八章

簡單常見的食材，
滋養孩子的脾肺腎

這些食物健脾胃，讓孩子餐餐愛吃

小米健脾，孩子胃口好、不厭食

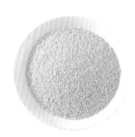

小米

小米，又稱粟米，是我國古代的「五穀」之一。它比白米的營養價值高二～七倍，所以被營養專家譽為「保健米」。孩子常吃小米，可以強健脾胃，調理積食、厭食問題。

☆ 小米，可防孩子消化不良

中醫認為，黃色食物有健脾益胃的功效，孩子常吃可以促進消化。《滇南本草》中記載：「粟米，味鹹，微寒。主滋陰、養腎氣、健脾胃，暖中反胃服之如神。」即指出小米能健脾胃，防止消化不良。平時脾虛、消化不好的孩子，可以取小米煮粥食用。

☆ 這樣吃，對孩子脾胃最好

1. 熬粥時，應該等水沸騰後再加入小米，這樣煮出來的小米粥比較黏稠，更有利於營養吸收。

2. 小米缺乏賴胺酸，但豆類含量較高，二者搭配可以互補，提高營養價值。

☆ 讓孩子更愛吃的做法

取小米五十克，南瓜一百克，放在鍋裡一起煮粥。不僅健脾胃效果佳，而且口感滑膩，孩子愛喝。

盛產季節
十～十一月份

性味歸經
性涼，味甘、鹹；
歸脾、胃、腎經

營養成分
維生素 B_1、
維生素 B_2、鐵

適用年齡
六個月以上

推薦食用量
每天二十～三十克

宜忌
氣滯、小便清長的孩子
不宜吃

健脾益胃食譜

雞肝小米粥

補血、養脾胃

適合年齡
八個月
以上

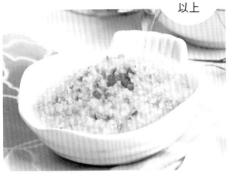

材　料 鮮雞肝、小米各一百克，香蔥末少量。

做　法

1. 雞肝洗淨，切碎；小米淘洗乾淨。
2. 倒水入鍋中煮沸，加小米熬煮。
3. 粥成之後加雞肝碎，繼續煮熟，撒上香蔥末即可。

功效 小米能健脾養胃、養心安神，搭配補肝養血的雞肝食用，對孩子因脾胃虛弱引起的消化不良效果很好。

烹調小祕方 熬小米粥時，只要在鍋內點上幾滴食用油，即使大火熬煮，也不會溢出鍋外，而且熬出來的粥更加可口。

小米麵蜂糕

和胃安眠

適合年齡
六個月
以上

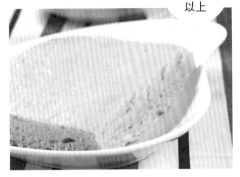

材　料 小米粉一百克，黃豆粉五十克，酵母三克。

做　法

1. 用三十五℃左右的溫水，將酵母化開並調勻；小米粉、黃豆粉放入盆內，加入溫水和酵母水，和成較軟的麵糰，醒發二十分鐘。
2. 蒸籠布浸濕後鋪在蒸籠上，放入麵糰，用手抹平，中火蒸二十分鐘，取出。
3. 蒸熟的蜂糕扣在砧板上，待涼，切塊食用。

功效 小米粉可健脾除濕，和胃安眠；黃豆粉能增強免疫功能，促進孩子骨骼發育。

山藥健脾固腎，孩子身體壯

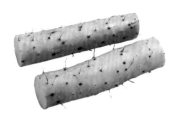

山藥又名淮山、薯蕷，肉質潔白細膩、柔滑鮮嫩，既可做主食，又可當蔬菜。據古籍記載，多食山藥有「聰耳明目」、「不饑延年」的功效，對人體健康很有益處。

☆ 山藥，孩子健脾補肺的上品

山藥是著名的藥食兩用之物。《神農本草經》將其列為上品，評價很高，稱它「主傷中，補虛羸，除寒熱邪氣、補中、益氣力、長肌肉」。經常給孩子吃山藥，不但健脾補肺的效果好，還有增強免疫功能、促進胃腸蠕動的作用。

☆ 這樣吃，對孩子脾胃最好

1. 食用山藥時，應先去皮，以免產生麻、刺等異常口感。
2. 把山藥切碎比切成片，更容易消化吸收其中的營養物質。
3. 山藥和小米一起搭配煮粥，可以健脾益腎，促進消化。

☆ 讓孩子更愛吃的做法

山藥一百五十克，蜂蜜一勺。將山藥削去外皮，用清水沖洗掉表面黏液，切成七～八公分長的小段，擺放在盤中；鍋中燒開水，放入山藥，大火蒸十～十五分鐘左右，出鍋後稍涼，將蜂蜜淋在山藥段上即可。此道蜜汁山藥，香甜可口，小朋友會胃口大開。

山藥

盛產季節
九～十月份

性味歸經
性平，味甘；
歸脾、肺、腎經

營養成分
薯蕷皂苷、黏液質、
消化酶

適用年齡
六個月以上

推薦食用量
每天四十～五十克

宜忌
身體燥熱、便祕的孩子
不宜吃

山藥二米粥

健脾益肺

適合年齡
七個月
以上

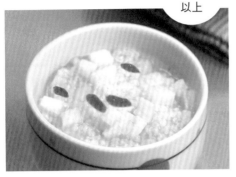

材　料 小米、白米各十五克，山藥四十克，枸杞子三克。

做　法

1. 枸杞子、小米洗淨；白米洗淨，浸泡三十分鐘；山藥去皮，洗淨，用料理機打碎。

2. 鍋內倒入清水燒開，放進小米、白米、山藥碎，大火煮開後轉小火熬煮三十分鐘，加枸杞子再煮十分鐘即可。

功效 山藥可生津益肺、補脾養胃。經常食用此粥，對脾肺虛弱、容易感冒咳嗽的孩子有益。

烹調小祕方 山藥削皮後放入醋水中，可以防止變色。

家常炒山藥

健脾養胃、幫助消化

適合年齡
三歲
以上

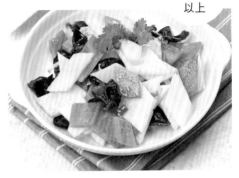

材　料 山藥片兩百克，胡蘿蔔片、木耳各五十克，蔥末、薑末、香菜末各三克，鹽一克。

做　法

1. 將山藥片用熱水汆燙後一下撈出；木耳泡發，撕小朵。

2. 油鍋燒熱，爆香蔥末、薑末，放山藥片翻炒，倒胡蘿蔔片、木耳炒熟，加鹽調味，撒香菜末即可。

功效 呵護脾胃，促進孩子消化吸收。

烹調小祕方 山藥先汆燙一下，不僅能夠去除黏液，還能保持爽脆的口感。

酸甜的山楂，一吃就開胃

　　山楂是常吃的開胃佳品，在中國古代還深受宮廷貴族的喜愛。相傳，它治好了楊貴妃的消化不良。孩子時常吃山楂，可以健脾助消化。

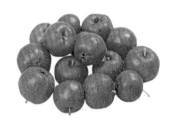

山楂

☆ 山楂能讓孩子胃口大開

　　山楂不僅是孩子喜歡的美味，還是開胃消食的良藥。明代醫家李時珍說山楂「化飲食，消肉積」，即指它能夠幫助消化。

☆ 這樣吃，對孩子脾胃最好

　　1. 山楂適合做成各類點心，如山楂糕、山楂餅，不僅味道好，而且利於孩子消化。
　　2. 燉肉時放點山楂，肉容易燉爛，味道也很鮮美，同樣助消化。
　　3. 山楂和紅棗搭配食用，健脾消食的功效更好。

☆ 讓孩子更愛吃的做法

　　取山楂五百克洗淨，去核；鍋中加入適量清水，放入山楂，大火煮開後，小火煮至軟爛。盛出山楂，待涼，倒入果汁機中打碎，放入冰箱冷藏，飲用時加少許白糖即可。逢年過節的飯菜比較油膩，搭配這款水果茶，可以化解孩子體內的積食。

盛產季節
八～十月份

性味歸經
性微溫，味酸甘；
歸脾、胃、肝經

營養成分
維生素 C、胡蘿蔔素、
鈣、鐵

適用年齡
一歲半以上

推薦食用量
每天五～十克

宜忌
胃酸分泌過多者、
口腔疾病患者不宜吃

健脾益胃食譜

山楂紅棗汁

消食化滯、補鐵

適合年齡
一歲半
以上

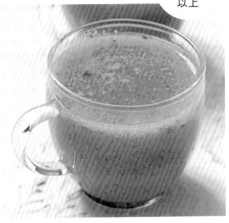

材　料 山楂三十克，紅棗三個。

做　法

1. 山楂和紅棗皆洗淨、去核、切碎。
2. 將山楂碎、紅棗碎放入果汁機中，加適量冷開水打勻即可。

功效 山楂健脾消食，紅棗補氣養血。兩者合在一起打汁，有很好的消食化滯、促進食慾的作用。

烹調小祕方 在汁中加少許紅糖，更有利於孩子養護脾胃。

山楂醬

健脾胃、助消化

適合年齡
一歲半
以上

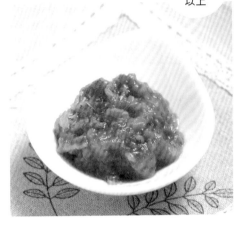

材　料 山楂五百克，蘋果兩百五十克，鹽少許，冰糖適量。

做　法

1. 山楂洗淨，放入鹽水中泡二十分鐘；蘋果洗淨。
2. 把山楂、蘋果剖開，去核和臍部，切小塊，放在盤子裡。
3. 鍋裡燒兩碗開水，倒入山楂塊和蘋果塊；煮至兩者皆透明，加進冰糖，用勺子把兩種食材攪碎，轉小火繼續攪，直至醬黏稠，放少許鹽調勻。

功效 山楂可健脾，幫助孩子消化；蘋果潤腸通便；冰糖能清孩子脾胃燥火。

胡蘿蔔，促進脾胃消化

胡蘿蔔的營養價值很高，被稱為「小人參」。其富含胡蘿蔔素，而胡蘿蔔素是維持人體健康不可缺少的物質，孩子經常吃胡蘿蔔，可以達到健脾胃、提高免疫力的作用。

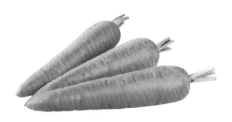

☆ 胡蘿蔔健脾補血，幫助孩子成長

《本草綱目》認為胡蘿蔔「下氣補中，利胸膈腸胃，安五臟，令人健食」。代表其健脾消食的功效很好，可改善小兒因脾胃不和引起的厭食、積食。胡蘿蔔所含的胡蘿蔔素，可在體內轉化成維生素 A，有益孩子視力成長發育。

☆ 這樣吃，對孩子脾胃最好

1. 由於胡蘿蔔素主要存在於胡蘿蔔皮中，所以在食用胡蘿蔔時，最好連皮吃。

2. 胡蘿蔔素為脂溶性，因此，用油炒或與肉同燉更好，較有助於吸收利用。

☆ 讓孩子更愛吃的做法

把胡蘿蔔切細，放在肉餡中做成肉丸子，或與其他剁碎的食材混和成餡，包入餃子中，孩子會非常喜歡。

胡蘿蔔

盛產季節
八～十月份

性味歸經
性平，味甘；
歸脾、肝、肺經

營養成分
維生素 C、胡蘿蔔素、
果膠

適用年齡
六個月以上

推薦食用量
每天五十～一百克

宜忌
腸胃不好的孩子
不建議生吃

**為什麼烹調胡蘿蔔時
不要加醋？**

烹調胡蘿蔔時最好不要加醋，因為醋會破壞胡蘿蔔素，降低其營養價值。

健脾益胃食譜

胡蘿蔔小米粥

促進消化、防治腹瀉

適合年齡
六個月
以上

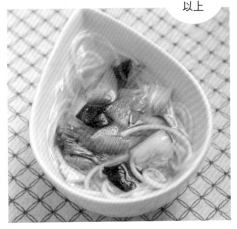

材　料 小米五十克，胡蘿蔔六十克。

做　法

1. 將小米淘淨，熬成小米粥。
2. 把胡蘿蔔洗淨，切塊，蒸熟。
3. 兩者混合，攪拌均勻即可。

功效 這款米粥含有豐富的胡蘿蔔素、維生素B群、菸鹼酸等營養成分，有健脾和胃、止腹瀉的作用。

香菇胡蘿蔔麵

呵護脾胃、改善積食

適合年齡
一歲
以上

材　料 油菜一百克，麵條五十克，香菇、胡蘿蔔各二十克，蒜片十克，鹽一克。

做　法

1. 油菜洗淨，切段；香菇洗淨，切片；胡蘿蔔洗淨，切片。
2. 鍋內倒植物油，燒至五分熱，爆香蒜片，放入胡蘿蔔片、香菇片、油菜段略炒，加足量清水大火燒開。
3. 將麵條放入鍋中煮熟，加鹽調味即可。

功效 胡蘿蔔能補中益氣、滋養脾胃；香菇可健脾胃、益氣血。兩者一起食用，可以滋養脾胃、幫助消化。

常吃牛肉，讓孩子身強體壯

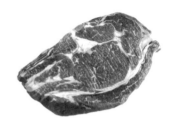

牛肉蛋白質含量高脂肪少，味道鮮美，且是畜禽肉類含鋅最多的食物，可以供應孩子生長所需的各種營養。

☆ 牛肉補氣血，強壯孩子骨骼

牛肉性平，味甘，有補中益氣、強健筋骨的功效，可以滋養孩子脾胃，幫助消化吸收。且其脂肪含量低，蛋白質豐富，包含所有人體必需胺基酸，對強壯孩子骨骼，促進孩子健康成長有很顯著的效用。

☆ 這樣吃，對孩子脾胃最好

1. 牛肉的纖維組織較粗，結締組織又多，應橫切，將長纖維切斷，否則不僅不好入味，孩子還嚼不爛。

2. 孩子吃牛肉的時候，可以配一杯酸梅湯，緩解牛肉的燥熱之性。

☆ 讓孩子更愛吃的做法

剁成肉末煮粥、煮湯，也可以包餃子、烙餡餅。

牛肉

盛產季節
四季均有

性味歸經
性溫，味甘；
歸脾、胃經

營養成分
鐵、鋅、蛋白質、
維生素 B_6

適用年齡
八個月以上

推薦食用量
每天二十～五十克

宜忌
皮膚病患兒不宜吃

如何讓牛肉快速煮爛？

烹調時放一些山楂或橘皮，容易使肉軟爛，也方便孩子消化吸收。

健脾益胃食譜

牛肉小米粥

補鋅、健脾消食

適合年齡
八個月
以上

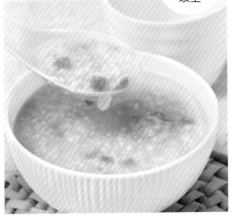

材　　料 小米三十克，牛肉、胡蘿蔔各二十克。

做　　法

1. 小米洗淨；牛肉洗淨，切碎；胡蘿蔔洗淨，切小丁。

2. 鍋置火上，加適量清水煮沸，放入小米、胡蘿蔔丁，大火煮開後轉小火煮至小米開花，加牛肉碎煮熟即可。

功效 牛肉含鋅豐富，孩子常吃可以提高食慾，強壯身體。

洋蔥炒牛肉

增強抗病力

適合年齡
兩歲
以上

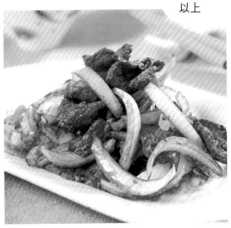

材　　料 洋蔥絲一百五十克，嫩牛肉六十克，薑絲、蒜末、蔥花、鹽、太白粉、雞蛋清各適量。

做　　法

1. 嫩牛肉洗淨，切片，加入雞蛋清和太白粉拌勻上漿，冷藏一小時備用。

2. 鍋中倒油，燒至六分熱時，放入上漿的牛肉，煸炒至熟，盛出。

3. 鍋留底油燒熱，爆香薑絲、蒜末、蔥花，倒入洋蔥絲，放入牛肉，加入鹽，炒勻即可。

功效 健脾益胃、幫助消化，提高抗病能力。

白色食物潤肺，孩子常吃不感冒

潤肺止咳，白蘿蔔效果好

白蘿蔔又名萊菔，是一種常見的蔬菜，略帶辛辣。明代醫家李時珍稱之為「蔬中最有利者」，食療和藥用皆佳。「冬吃蘿蔔夏吃薑，一年四季保健康」等諺語廣為流傳。

☆ 白蘿蔔，潤肺止咳、消食行滯

中醫認為，白蘿蔔具有潤肺止咳、消食行滯的功效。孩子經常食用，可潤喉理氣、止咳化痰、幫助消化。

☆ 這樣吃，對孩子養肺最好

1. 白蘿蔔頂部到三～五公分處適宜切絲爆炒、做湯、做餡，味道佳。
2. 蘿蔔中段適宜涼拌當沙拉，也可以燴炒、做湯。
3. 蘿蔔中段以下到尾部可炒食、燉湯、做餡。

☆ 讓孩子更愛吃的做法

將白蘿蔔製成燉盅灌入蜂蜜清蒸，常食可預防孩子秋冬季咳喘。但一歲以下孩子不能食用蜂蜜。

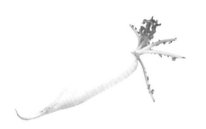

白蘿蔔

盛產季節
秋冬季

性味歸經
性平，味辛、苦；
歸脾、肺經

營養成分
膳食纖維、鈣、磷、
鐵、鉀、維生素 C

適用年齡
六個月以上

推薦食用量
每天四十～五十克

宜忌
脾虛泄瀉者不宜吃

潤肺止咳食譜

白蘿蔔羊肉蒸餃

補養肺氣、強身健體

適合年齡
兩歲
以上

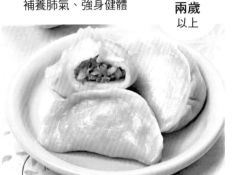

材　料 麵粉兩百克，白蘿蔔、羊肉各一百克，蔥末十克，花椒水二十克，鹽一克，生抽三克，胡椒粉少許，香油適量。

做　法

1. 將白蘿蔔洗淨，去皮，刨絲，用開水燙過，待涼後擠去水分。

2. 羊肉洗淨，剁餡，加生抽、花椒水、鹽、胡椒粉，順向攪拌成糊；羊肉糊中加白蘿蔔絲、蔥末、香油拌勻，製餡。

3. 將麵粉加適量熱水攪勻，揉成燙麵麵糰；取燙麵麵糰搓條，分成若干等分，擀成餃子皮；取一張餃子皮，包入餡料。

4. 將生餃子放進蒸籠，大火蒸熟。

功效 白蘿蔔可補肺益氣，防咳喘；羊肉能補腎健體。二者一起食用，可肺腎同補，強身健體。

白蘿蔔山藥粥

潤肺化痰

適合年齡
六個月
以上

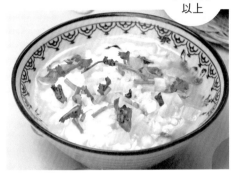

材　料 白蘿蔔五十克，山藥二十克，白米四十克，香菜末四克，鹽、香油各一克。

做　法

1. 白蘿蔔和山藥皆洗淨，去皮，切小丁；白米洗淨，浸泡三十分鐘。

2. 鍋置火上，加適量清水燒開，放入白米，用小火煮至八分熟，放進白蘿蔔丁和山藥丁煮熟，加鹽調味，撒上香菜末，淋上香油即可。

功效 白蘿蔔潤肺化痰，山藥補脾胃。兩種食材一起煮粥吃，呵護孩子脾肺。

梨子生津化痰、去肺火

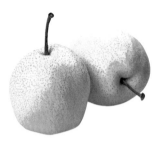

梨自古被推尊為「百果之宗」，具有潤肺涼心、消炎降火、止咳去痰的功效。梨或梨汁都可以潤肺生津，有益孩子肺部和呼吸道健康。

☆ 梨是滋陰清熱的良藥

梨不僅是味道甜美的水果，還是滋陰清熱的良藥，古代醫學名著曾云，梨「生者清六腑之熱，熟者滋五臟之陰」。給孩子吃生梨，有助於清理臟腑中多餘的熱，將梨煮成湯水讓孩子飲用，則可清熱化痰。

☆ 這樣吃，對孩子養肺最好

1. 直接食用或者榨汁飲用都非常好。
2. 梨湯、梨水的性質更為溫和，也非常適合小孩飲用。

☆ 讓孩子更愛吃的做法

梨可以與蜂蜜一起熬成梨膏，便於保存，加水後也可當飲料來喝。

梨

盛產季節
九～十月

性味歸經
性涼，味甘、微酸；
歸肺、胃經

營養成分
胡蘿蔔素、維生素C、
多酚、膳食纖維

適用年齡
六個月以上

推薦食用量
每天八十～一百克

宜忌
脾胃虛寒、便溏腹瀉的
孩子不宜吃

為什麼不宜多吃梨？

梨雖然清甜解渴，但不宜多吃，因為其性涼，而且含糖量高，吃多了會妨礙脾胃功能。

鮮藕梨汁

預防秋燥咳嗽

適合年齡
六個月
以上

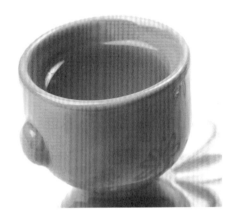

材　料 新鮮蓮藕兩百克，鴨梨一個。

做　法

1. 蓮藕洗淨，去皮，切小塊；鴨梨洗淨，去皮去核，切小塊。將蓮藕和鴨梨一起放入果汁機中攪碎。

2. 濾掉食物殘渣，取汁飲用即可。

功效　鮮藕清熱生津，止咳嗽；鴨梨滋陰潤肺，調理咳喘。兩者打汁，對於秋冬季的燥咳有預防作用。

烹調小祕方　秋天上市的蓮藕比較新鮮，營養豐富，還能預防秋燥，應該給孩子多吃些。

雪梨百合蓮子湯

解燥潤肺

適合年齡
兩歲
以上

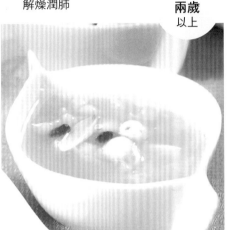

材　料 雪梨兩個，蓮子五十克，百合十克，枸杞子四克，冰糖少許。

做　法

1. 雪梨洗淨，去皮去核，切塊；百合、蓮子分別洗淨，用水泡發，蓮子去心；枸杞子洗淨，備用。

2. 鍋置火上，加適量水燒沸，放入雪梨塊、百合、蓮子、枸杞子、冰糖，大火燒開後轉小火，煲約半小時即可。

功效　雪梨解燥，百合潤肺清涼，蓮子養心安神、滋補元氣，所以此湯對肺燥、脾虛的孩子有很好的滋補效果。

補肺又健脾，
薏仁祛除體內濕氣

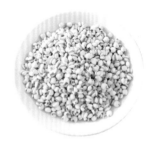

薏仁又稱薏苡仁、薏米，是常見常吃的食物，有健脾祛濕、利水消腫等功效。

☆ 薏仁，脾肺雙補的「明珠」

古籍認為薏仁能「健脾益胃，補肺清熱，祛風燥濕」，是一味對脾、肺兩臟都非常有益的食材，而且性質溫和、微寒不傷胃，益脾而不滋膩，非常適合兒童保健食用。

☆ 這樣吃，對孩子養肺最好

1. 將薏仁當作雜糧食用，熬粥時多放些，也可以燉湯，或做成米糊等。
2. 生薏仁煮湯食用，有利祛濕除風，還能輔助調理小兒濕疹。

☆ 讓孩子更愛吃的做法

孩子夏天喝一些薏仁粥，可健脾潤肺，還能幫忙排出體內的「濕毒」。

薏仁

盛產季節
九～十月

性味歸經
性涼，味甘、淡；
歸脾、肺、胃經

營養成分
維生素 E、蛋白質

適用年齡
一歲以上

推薦食用量
每天四十～五十克

宜忌
大便乾燥、尿頻的孩子
不宜吃

**為什麼脾虛者要將
薏仁炒過再吃？**

治脾虛泄瀉時，薏仁不宜直接食用，要先炒一下減輕其寒性，否則會加重症狀。

薏仁粥

健脾潤肺、解毒祛濕

適合年齡
一歲
以上

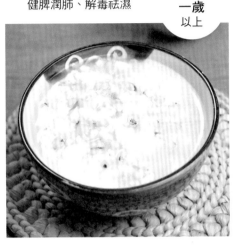

材　料 白米四十克，薏仁二十克。

做　法

1. 白米、薏仁分別洗淨，前者浸泡三十分鐘，後者浸泡兩小時。
2. 將白米和薏仁放入鍋中，加適量清水煮成粥即可。

功效　清熱解毒、健脾潤肺，很適合出水痘的孩子食用。

薏仁橘羹

促進新陳代謝、增強免疫力

適合年齡
一歲
以上

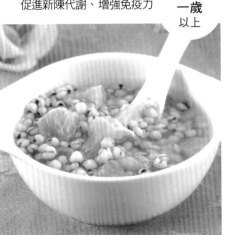

材　料 橘子三百克，薏仁一百克，太白粉適量。

做　法

1. 薏仁淘洗乾淨，用冷水浸泡兩小時；橘子剝皮，掰成瓣，切成塊。
2. 鍋置火上，加入適量清水，放入薏仁，用大火煮沸後改小火慢煮。
3. 薏仁爛熟時加橘子塊燒沸，用太白粉勾稀芡即可。

功效　薏仁含多種維生素、礦物質，能促進新陳代謝；橘子富含維生素 C 和檸檬酸，有調節免疫力的作用。

吃黑色、鹹味食物，顧好孩子的腎

黑豆，滋陰補腎

根據中醫五行理論，腎屬水，而黑色也屬水，所以黑色食物可以補腎強身。如黑豆能滋陰補腎、活血利水，調理小兒因腎虛引起的盜汗。

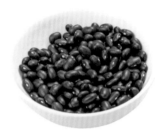

☆ 黑豆也是一味補虛藥

對於黑豆的滋補功效，明代醫家李時珍認為，服食黑豆，令人長肌膚、益顏色、填筋骨、加力氣，乃補虛之神祕驗方也。

☆ 這樣吃，對孩子養腎最好

食用黑豆時不宜去皮，因為黑豆皮含有花青素，是很好的抗氧化劑來源。

☆ 讓孩子更愛吃的做法

黑豆和牛奶一起打汁飲用。

黑豆

盛產季節
九～十月

性味歸經
性平，味甘；
歸脾、腎經

營養成分
蛋白質、膳食纖維

適用年齡
一歲以上

推薦食用量
每天四十～五十克

宜忌
消化功能不好的孩子
不宜吃

**為什麼炒熟的黑豆
不宜多吃？**

黑豆炒熟後熱性大，多食容易上火。

黑豆紫米粥

健腎補虛

適合年齡
一歲
以上

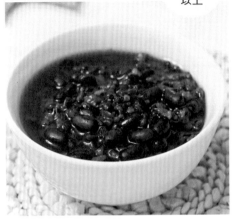

黑豆豆漿

促進大腦發育，保護視力

適合年齡
一歲
以上

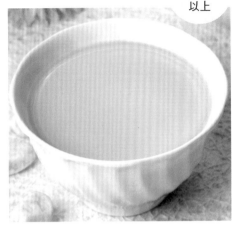

材　料 紫米七十五克，黑豆五十克，白糖五克。

做　法

1. 黑豆、紫米分別洗淨，浸泡四小時。
2. 鍋置火上，加適量清水，用大火燒開，加紫米、黑豆煮沸，轉小火煮一小時至熟，撒上白糖拌勻。

功效　健腎、益氣、補虛，可調理孩子腎陰虛引起的盜汗。

烹調
小祕方　煮粥時可冷水煮，也可沸水煮，一般用後者能縮短煮粥時間，也不容易糊鍋底。

材　料 黑豆八十克。

做　法

1. 黑豆洗淨，用清水浸泡八～十二小時。
2. 把泡好的黑豆，倒入全自動豆漿機中，加水至上下水位線之間，按下「豆漿」鍵，煮至豆漿機提示豆漿做好，過濾即可。

功效　黑豆入腎，和牛奶搭配，能增強眼肌力量，加強調節功能，可以保護孩子的眼睛，促進大腦發育。

栗子，讓孩子從小筋骨強健

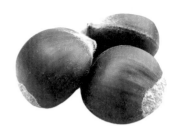

《本草綱目》中說：「栗治腎虛，腰腿無力，能通腎益氣，厚腸胃也。」意即其能補脾健胃、補腎強筋、活血止血，對孩子補腎、強壯骨骼有良好療效，被稱為「腎之果」。

☆ 栗子健脾養腎，有助孩子智力發育

孩子常吃栗子能補脾健腎，還可維持牙齒、骨骼、血管、肌肉的正常功能，預防口舌生瘡。

栗子含有較豐富的磷，磷是孩子腦力活動的元素之一，還是構成卵磷脂（有助智力發育）的成分，對於維護大腦和神經細胞的結構與功能，皆有重要作用。

☆ 這樣吃，對孩子養腎最好

1. 栗子最好在兩餐之間，或放入飯菜中食用，不要飯後大量吃。因為它含澱粉較多，容易攝入過多的熱量。

2. 栗子宜與白米一同熬煮成粥，不但能增加孩子的食慾，也可健脾強胃。

☆ 讓孩子更愛吃的做法

紅棗能補血養脾，和栗子一起煮粥食用，可補血益氣、促進孩子消化吸收。

栗子

盛產季節
九～十月

性味歸經
性溫，味甘；
歸脾、胃、腎經

營養成分
蛋白質、胡蘿蔔素、
維生素 B_2、鉀

適用年齡
一歲以上

推薦食用量
每天三十～四十克

宜忌
脾胃虛弱、消化不良的
孩子不宜吃

食風乾生栗
有什麼好處？

取生栗七枚，風乾，每天空腹食用，可調理小兒筋骨虛弱。

補腎強體食譜

栗子稀飯

補腎強筋

適合年齡
一歲
以上

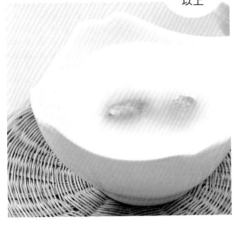

材　　料 栗子一百克,白米六十克。

做　　法

1. 栗子去殼,洗淨;白米淘洗乾淨,泡三十分鐘。
2. 栗子與白米一起放入鍋中,加清水熬成稀飯。

功效 這兩種食材一起煮成稀飯,既能健運脾胃,增進食慾,又能發揮補腎強筋骨的作用,非常適合筋骨不健的孩子食用。

紅棗栗子羹

補脾胃、壯骨骼

適合年齡
一歲
以上

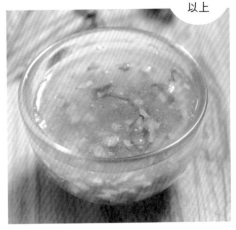

材　　料 栗子一百克,紅棗三個,白糖兩克,太白粉十克,桂花蜜三克。

做　　法

1. 栗子去殼,上鍋蒸熟,放涼後切成粒;紅棗洗淨,蒸軟,去核,切碎。
2. 鍋中加水,放入白糖、栗子粒、紅棗碎,燒開。
3. 用小火略燜,加桂花蜜,淋太白粉勾薄芡即可。

功效 紅棗能補血養脾,搭配栗子食用,適合腎虛引起遺尿的孩子。

海帶，促進孩子智力發育

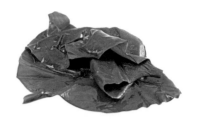

海帶又名昆布，素有長壽菜、含碘冠軍的美譽，營養豐富，對孩子的生長發育很有益處。

☆ 多食海帶，有利孩子智力發育

海帶富含碘、鈣、磷等孩子必需的營養素及多種維生素，對生長發育至關重要。其膠質能促使孩子體內的放射性物質隨大便排出。

☆ 這樣吃，對孩子養腎最好

1. 海帶味道可口，既可涼拌，又能做湯。
2. 烹製前請用清水浸泡二～三小時，中間換兩次水。
3. 為使海帶保持鮮嫩，清水煮約十五分鐘即可，時間不宜過久。

☆ 讓孩子更愛吃的做法

取海帶三十克，冬瓜一百克，薏仁十克一起煮湯食用，可強健脾胃、清熱利濕。

海帶

盛產季節
三～六月

性味歸經
性寒，味鹹；
歸肝、胃、腎經

營養成分
碘、鈣、磷、硒

適用年齡
一歲以上

推薦食用量
每天三十～四十克

宜忌
脾胃虛寒、身體消瘦者
不宜吃

**乾海帶表面的白色粉末
為什麼不要去掉？**

乾海帶除了含碘量高，還有一種特殊的營養物質——甘露醇。它呈白色粉末狀附在海帶表面，不要將其當作已黴變的劣質海帶。

魚頭海帶豆腐湯

促進大腦發育

適合年齡
三歲
以上

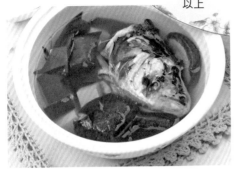

材　料 鱅魚頭兩百克，海帶一百克，豆腐八十克，鮮香菇五朵，蔥段、薑片各五克，鹽兩克。

做　法

1. 鱅魚頭去鰓，沖洗乾淨，瀝乾。

2. 鮮香菇洗淨，去蒂，切塊；豆腐洗淨，切小塊；海帶洗淨，切片。

3. 將鱅魚頭放油鍋內煎炸，然後和鮮香菇、蔥段、薑片、清水放入鍋中，大火煮沸，撇去浮沫，轉用小火燉至鱅魚頭快熟，揀去蔥段和薑片。

4. 放入豆腐塊和海帶片，繼續用小火燉至豆腐和海帶熟透，加鹽調味即可。

功效 鱅魚頭富含磷脂和多元不飽和脂肪酸。孩子處在大腦黃金發育期，非常適合喝這道湯。

海帶豆腐

補碘補鈣、健腦壯骨

適合年齡
一歲半
以上

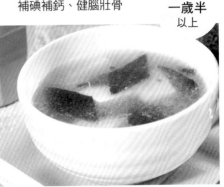

材　料 豆腐一百克，海帶二十克，蔥末、高湯各適量。

做　法

1. 海帶泡發，洗淨、切片；豆腐洗淨，切塊。

2. 鍋中倒入油燒熱，將豆腐煸黃，加進高湯，放入海帶片，大火燒開，轉中火燉二十分鐘，撒上蔥末即可。

功效 豆腐含鈣豐富，可強壯骨骼；海帶有豐富的碘，常吃有助於孩子腦部和智力發育。

孩子不宜多吃的食物清單

蛋糕

蛋糕是高熱量、高脂肪、高糖的食品，孩子長期食用會導致肥胖。

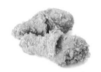

油炸食品

油炸食品熱量高，孩子長期食用亦會導致肥胖。

鹹魚

十歲前若經常吃鹹魚，成年後患癌症的危險性比一般人高三十倍。

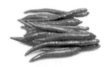

辛辣刺激性食物

辛辣食品刺激大，而且容易化熱傷津。

雞蛋

雖然雞蛋營養，但吃多容易造成營養過剩，還會增加胃腸、肝腎的負擔，引起功能失調。每天不宜超過兩個。

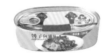

罐頭

罐頭食品多數採用鉛、錫封口，孩子長期食用會引起重金屬中毒。而且罐頭食品一般含鈉較多，不適合孩子吃。

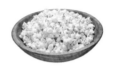

爆米花

兒童常吃爆米花易造成食欲下降、腹瀉、煩躁、生長發育遲緩等。

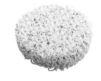

泡麵

泡麵含有對人體不健康的食用色素和防腐劑等，易造成兒童營養失調。

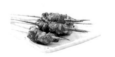

燒烤

若兒童常吃羊肉串等炭火燒烤食物，會使致癌物質在體內積蓄，從而使成年後發生癌症的概率大大增加。

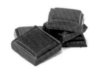

巧克力

食用過多會使中樞神經處於異常興奮狀態，表現為焦慮不安、心跳加快，還會影響食欲。

碳酸飲料

碳酸飲料攝入過量不但會影響體內鈣的吸收，還可能影響中樞神經系統，兒童不宜多喝。

第九章

和脾肺腎有關的
兒童常見病症

厭食

● 健脾開胃，讓孩子少吃零食，愛上正餐

● 典型症狀：不愛吃飯，消化差，伴隨形體消瘦

☆ 孩子厭食，大多是父母慣出來的

　　孩子的疾病很多都是「吃或不吃」出來的，尤其是厭食，與家長的餵養不當息息相關。許多爸媽看起來很重視孩子的吃，他們想吃什麼，或者認為什麼有營養就給他們吃。實際上，餵養並不是簡單的事情。在飲食上講求自由和家長的喜好，只會毀了孩子的健康。

　　雞腿、牛奶、牛肉都很有營養，但吃多了也不行，因為孩子的脾胃功能本來就弱，這麼多富含蛋白質的食物，根本消化不了。還有的孩子喜歡吃水果，夏天抱個西瓜拚命吃，但西瓜性涼，吃多了不僅會傷脾胃，還占了胃的空間，怎麼可能還吃得下飯？另有許多孩子偏食、挑食，愛吃零食，同樣會影響脾胃功能，導致孩子不喜歡吃飯。

☆ 厭食也分好多種，一定要找對原因

脾胃不和型	孩子僅僅是食慾不振，吃多就覺得肚子脹，但精神狀態很好，大小便正常，這在中醫屬於脾胃不和，採取食療方法健脾和胃，很快就能調整過來。平時可以多吃一些健脾益胃的食物，如山藥、紅棗、牛肉等。
脾胃氣虛型	孩子除了不愛吃飯，精神狀態也不佳，不喜歡說話，大便不成形，夾雜有未消化的食物，那就屬於脾胃氣虛證，需要健脾益氣，可以給他吃玉米糊。
脾胃陰虛型	孩子不愛吃飯，但愛喝水，尤其喜好冷飲，而且皮膚乾燥、便祕、尿黃，那就要考慮脾胃陰虛證，需滋養胃陰。

厭食也有多種類型，以上三種類型不同調養的重點也不一樣。家長一定要根據孩子的具體症狀，找出厭食的原因，才能有效對應。

☆ 飲食調理

1. 定時定量，保證一日三餐，吃飯前兩小時不能吃零食。家長要烹調清淡、易消化的飯菜給孩子吃。

2. 不要過於精緻飲食，適當多吃蔬菜和五穀雜糧。燒烤、油炸、生冷類傷脾胃，別給孩子吃。

3. 少吃粽子等難消化的食物，少喝冰鎮冷飲。

4. 從各類新鮮食物中補充維生素和礦物質。

☆ 生活調理

1. 起居有度，改掉不良的習慣。

2. 培養孩子良好的個性，保持穩定的情緒，吃飯時不要訓斥、打罵孩子。

3. 孩子食慾不佳時，要及時查找原因，採取針對性調治措施。

特效食材

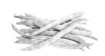

番茄：
健脾開胃、
生津止渴。

扁豆：
健脾和中。

鳳梨：
補脾胃、
潤腸通便。

山楂：
健脾開胃、
理氣化食。

😊 兒科中醫小學堂

雞內金粥，改善厭食症

將雞內金用小火炒至黃褐色，研成細末。白米六十克加水適量煮至稀稠適當，放入雞內金粉三～六克，加少許白糖，分次溫服。

對症按摩

脾胃不和型	脾胃氣虛型	脾胃陰虛型

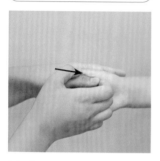

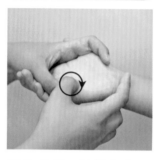

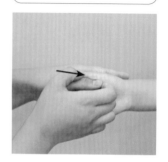

補脾經：用拇指指腹，從孩子拇指尖往指根方向，直推五十～一百次，可健脾和胃。

運內八卦：用拇指指端順時針方向運孩子內八卦穴三十次。

補脾經：用拇指指腹，從孩子拇指尖往指根方向，直推五十～一百次，可補脾胃，緩解厭食。

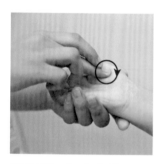

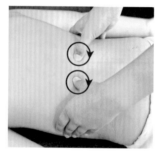

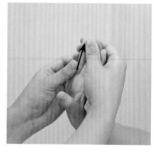

揉板門：用中指指端揉孩子板門穴五十～一百次，可健脾和胃、消食化滯。

按揉脾俞穴：用拇指指腹按揉孩子脾俞穴一百次。

清肺經：用拇指指腹，從孩子無名指根部向指尖方向，直推五十～一百次，可清肺健脾，調理厭食。

🍼兒科中醫小學堂

中藥敷貼如何巧治孩子厭食？

將吳茱萸、白胡椒、白朮各五克研成細末，用陳醋調成膏狀，敷在孩子肚臍上，外面用紗布固定。每兩天換藥一次，七天為一個療程。

改善厭食食譜

玉米番茄羹

健脾益胃

適合年齡
一歲半
以上

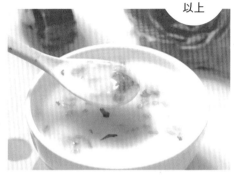

材　料 番茄五十克，鮮玉米三十克，鹽一克，太白粉、香菜末、奶油各三克。

做　法

1. 番茄洗淨，去皮，切丁；香菜洗淨，切末。
2. 鍋中加水燒沸，先下玉米稍煮一下，再倒入番茄丁，繼續燒至沸騰。
3. 改小火，將奶油慢慢倒入鍋中，調入鹽。
4. 用太白粉勾稀芡，盛入湯碗中，撒上香菜末即可。

功效 健脾益胃，調理孩子食慾缺乏、厭食。

注意事項 儘量避免玉米與牡蠣同食，否則阻礙鋅的吸收。

奶香白菜湯

消食、促進胃腸健康

適合年齡
一歲
以上

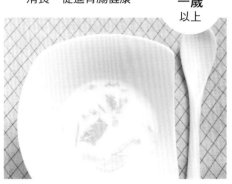

材　料 大白菜三十克，牛奶適量。

做　法

1. 白菜洗淨，切條。
2. 鍋內加水燒開，放白菜條，小火稍煮。
3. 最後加入適量牛奶煮沸即可。

功效 大白菜中膳食纖維含量較高，有益孩子腸道健康，還可以消食。

烹調妙招 大白菜要順絲切條，好嚼，有利於消化吸收。

肥胖

- 健脾助消化，不變成「小胖子」
- 典型症狀：肥胖的孩子常疲勞，用力時氣短或腿痛

☆ 孩子肥胖，多因脾虛不消化引起

孩子肥胖通常與飲食習慣有關：愛吃甜食和油膩的食物、暴飲暴食、零食不離手、缺乏蔬菜和水果。他們脾胃本來就虛弱，再加上多吃肥甘厚膩，便會造成消化不良。食物長期在脾胃積滯，就會引起肥胖，調理時，要先讓脾胃強健。

☆ 飲食調理

1. 讓孩子多吃五穀雜糧、蔬果、豆類等富含膳食纖維的食物，有助於他們排出體內堆積的垃圾廢物，預防肥胖。

2. 適當多吃健脾消食的食物，如山楂、紅棗、山藥等。

☆ 生活調理

1. 父母常過多飲食、不運動、飯後久坐等，孩子就會有樣學樣，所以爸媽要以身作則，改掉不良的習慣。

2. 孩子在成長過程中不適合節食減肥，但可以加大活動量來消耗多餘的熱量。

特效食材

- **番茄**：開胃消食、生津止渴。
- **冬瓜**：清熱滲濕、減肥瘦身。
- **綠豆**：健脾化濕、消腫減肥。

對症按摩

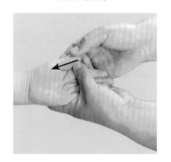

補脾經：用拇指指腹，從孩子拇指尖往指根方向，直推五十～一百次。可以健脾益氣，調理脾虛積滯引起的肥胖。

減肥食譜

冬瓜粥

刺激腸胃蠕動

適合年齡
一歲
以上

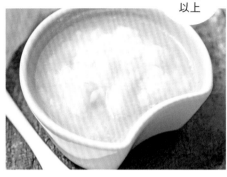

材　　料 新鮮冬瓜一百克，白米三十克。

做　　法

1. 將新鮮冬瓜去皮，洗淨，切塊。
2. 白米淘洗乾淨，浸泡三十分鐘。
3. 將白米、冬瓜塊放入鍋中加水煮熟即可。

功效 冬瓜富含膳食纖維，能刺激腸胃蠕動，長期食用有降脂的作用，有利於減肥。

茄汁黃豆

補鋅、消脂

適合年齡
一歲半
以上

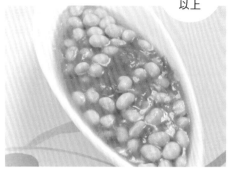

材　　料 黃豆兩百克，番茄一百克，太白粉五克，鹽一克。

做　　法

1. 黃豆用涼水提前泡六小時，待完全泡開後倒掉水，放入砂鍋中，加水沒過黃豆，大火煮開後撇去浮沫，加鹽並轉小火繼續煮。
2. 番茄洗淨，去皮，切塊。待黃豆煮至快軟爛時，加入番茄塊，大火煮開後轉小火繼續煮。
3. 待番茄煮爛成汁且黃豆完全煮熟後，大火收汁，用太白粉勾芡即可。

功效 番茄有多種營養素，且熱量低，可開胃消食、生津止渴；黃豆含鋅，能促進胰島素分泌，維持身體脂肪穩定。

口瘡

- 病根在脾胃
- 典型症狀：在牙齦、舌、上顎、兩頰等處，為淡黃色或灰白色的潰瘍，有燒灼感

☆ 口瘡多因心脾內熱引發

口瘡，西醫稱為口腔潰瘍，中醫認為多是上火引起的。某些孩子外感風熱，邪毒由肌表侵入，內應於脾胃，引起心脾兩經內熱；心開竅於舌，就會發於口腔黏膜，引發口瘡。還有的孩子平時餵養失當，過多食用肥甘厚膩或油炸煎烤之物，導致內火偏盛，邪熱在心脾積聚，就會外發為口瘡。調理時需以清理心脾積熱為主。

☆ 飲食調理

1. 保持口腔清潔，注意飲食衛生，餐具要經常消毒。

2. 宜選擇新鮮、清潔的食物，不要過多食用辛辣炙烤及肥甘厚膩之品。

3. 多吃含鋅食物，促進瘡面癒合，如動物肝臟、牡蠣、瘦肉、花生、核桃等。

☆ 生活調理

1. 不要給孩子吃酸、辣或鹹的食物，否則瘡面處會更痛。應該給予流質食物，以減輕疼痛，也有利於瘡面的癒合。

2. 多和孩子交流，轉移他們的注意力，減輕疼痛。

特效食材

- **白蘿蔔**：消炎去火。
- **苦瓜**：瀉心火，治口瘡。
- **白菜**：促進潰瘍處癒合。

對症按摩

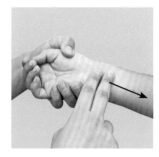

清天河水：用食中二指指腹自腕向肘，直推天河水二十～五十次，可以清熱瀉火。

緩解口瘡食譜

蜂蜜蘿蔔

清熱瀉火、治口瘡

適合年齡
一歲
以上

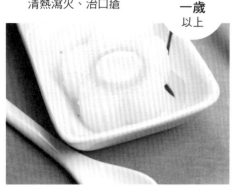

材　料 白蘿蔔一百五十克，蜂蜜一小勺，冰糖少許。

做　法

1. 白蘿蔔洗淨，去皮，切成圓柱段，然後在中間挖一個圓洞，把冰糖放到蘿蔔洞裡，入鍋大火蒸三十分鐘。

2. 取出，放至溫熱，往蘿蔔洞中加入蜂蜜即可。

功效 清瀉心脾肺之火、調理口瘡。

注意事項 挑選白蘿蔔，以汁多辣味少者為佳。

西瓜番茄汁

清熱止痛、緩解口瘡

適合年齡
七個月
以上

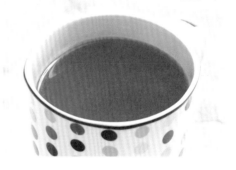

材　料 西瓜肉適量，番茄半個。

做　法

1. 挑去西瓜肉裡的籽，番茄用沸水燙一下去皮，去籽。

2. 將濾網或紗布清洗乾淨，消毒；濾取西瓜和番茄中的汁液。

功效 西瓜能清熱去火、養陰涼血，對上火引起的口瘡有很好的調理作用。

肺炎

- 脾肺虛弱惹的禍
- 典型症狀：孩子有不同程度的發熱、咳嗽、呼吸困難等

☆ 脾肺虛弱的孩子易患肺炎

肺炎的形成，有內外兩方面原因。中醫認為外因是風邪，西醫講是細菌、病毒。當外邪勢力強大（例如周圍有患病的人，空氣中的細菌、病毒濃度高時），脾肺抵擋不住，就容易患病。內因即身體抵抗力弱，一般來說，年紀小的孩子身體還很稚嫩，免疫系統尚未發育完善，就容易受到外邪侵犯而發病。

☆ 強健脾肺有利於防治肺炎

孩子容易罹患肺炎，大多是脾肺虛弱引起的。脾是氣血生化之源，脾氣強健，營養吸收就好，免疫力也強，邪氣就不容易侵入。

☆ 飲食調理

肺炎患兒常有高熱、胃口較差、不願進食的表現，應給予營養豐富、清淡、易消化的流質（如母乳、牛奶、米湯、菜湯等）、半流質（如麵條、稀飯等）飲食，少量多餐。

☆ 生活調理

1. 每天早晚用棉花棒蘸溫水清潔孩子鼻腔。用溫水洗淨臉、手及臀部。
2. 穿衣蓋被不要太厚，過熱會使孩子喘氣加重，進而呼吸困難。

特效食材

- **白蘿蔔**：止咳化痰。
- **銀耳**：滋陰潤肺、養胃生津。
- **雪梨**：潤肺止咳。

對症按摩

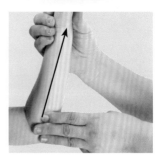

退六腑：用拇指端或食中二指，沿孩子的前臂尺側，從肘橫紋推向腕橫紋處，操作五百次，有清熱、涼血、解毒的功效。

潤肺食譜

橄欖蘿蔔粥

清熱降火、止咳化痰

適合年齡
一歲
以上

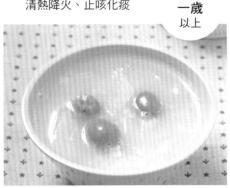

材　料 白蘿蔔一百克,青橄欖三十克,糯米五十克。

做　法

1. 橄欖洗淨,去核;白蘿蔔洗淨,切片;糯米淘洗乾淨,浸泡四小時。

2. 橄欖、白蘿蔔片、糯米一起放入鍋中,加水熬成粥。

功效 橄欖和白蘿蔔同食可以清熱降火、化痰止咳,對於孩子肺炎發熱、咳嗽、痰黃黏稠有很好的食療作用。

鮮藕茅根水

清熱止咳

適合年齡
一歲
以上

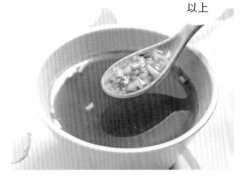

材　料 鮮茅根一百五十克,鮮藕兩百克。

做　法

將鮮藕和鮮茅根洗淨後切碎,加水煮十分鐘左右即可。

功效 鮮茅根性寒味甘,善清肺、胃之熱,因它有利水作用,能導熱下行。蓮藕適用於治療咳嗽咯血、熱病口渴等症。二者合食,有清熱止咳的功效。

注意事項 飲用鮮藕茅根水時要忌辣椒、薑、蔥等。

支氣管炎

- 清肺熱、固肺表
- 典型症狀：發熱、咳嗽、氣急、咳痰、嘔吐、呼吸困難等

☆ 支氣管炎主要是肺衛不固引起的

中醫認為支氣管炎主要屬於「風溫」病的範疇。發病原因為肺衛不固，風熱從肌表口鼻犯肺，以致熱鬱肺氣、蒸液成痰。調理支氣管炎以清肺熱、固肺表為主。

☆ 飲食調理

1. 日常飲食應清淡、易消化、有營養。

2. 要採取少量多餐的方式，給予孩子清淡、營養充分、均衡易吸收的半流質或流質飲食，如稀飯、雞蛋羹、蔬菜泥、軟爛麵條等。

3. 因「魚生火、肉生痰」，罹患支氣管炎的孩子應少吃黃魚、帶魚、蝦、蟹、肥肉等，以免助火生痰。

☆ 生活調理

1. 溫度的變化，尤其是寒冷的刺激，會降低支氣管黏膜局部的抵抗力，加重病情。所以，要隨著氣溫及時給孩子增減衣物，尤其是睡覺時要蓋好被子。

2. 小兒罹患支氣管炎時，有不同程度的發熱，水分蒸發較快，應給患兒多喝水。

特效食材

- **蓮子**：理氣化痰。
- **山藥**：養陰止咳。
- **豆腐**：清熱潤燥、解熱毒。

對症按摩

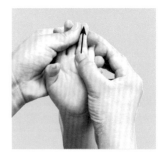

清肺經： 用拇指指腹，從孩子無名指指根往指尖方向，直推一百～三百次，可以清理肺部餘熱，主治孩子感冒、支氣管炎。

改善支氣管炎食譜

百合銀耳粥

潤燥止咳

適合年齡
一歲
以上

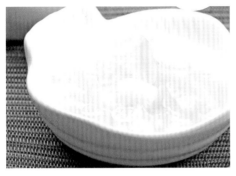

材　料 百合、乾銀耳各十克，白米四十克。

做　法

1. 將百合、乾銀耳放入適量水中浸泡片刻，發好。
2. 白米淘洗乾淨，加水煮粥。
3. 將發好的銀耳撕成小塊，和百合一起沖洗乾淨，放入粥中繼續煮，待銀耳和百合煮化即可。

功效 銀耳滋潤，百合潤肺，搭配煮粥給孩子食用，能預防因天氣乾燥引起的支氣管炎。

烹調妙招 煲此款湯粥宜選擇乾百合，鮮百合多用來炒菜吃。

醋豆腐

熱止咳清熱潤燥、補充體力

適合年齡
七個月
以上

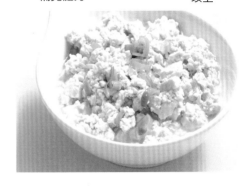

材　料 豆腐三百克，醋適量，蔥花少許。

做　法

1. 豆腐壓成泥，備用。
2. 鍋置火上，放入少量植物油，燒熱後倒入部分蔥花及豆腐泥，翻炒。
3. 加醋及少許水，繼續翻炒均勻，灑下剩的蔥花即可起鍋。

功效 清肺熱，呵護支氣管。

哮喘

- 肺脾不足所導致
- 典型症狀：喉嚨內會發出絲絲聲，胸腔內會發出呼嚕呼嚕的聲響；會出現呼吸困難，持續咳嗽

☆ 哮喘多因痰阻氣道引起

　　中醫認為，哮喘是因為引動體內伏痰而發生的。當接觸某些特定誘發因素，如吸入花粉，或是吃了牛奶、雞蛋、海鮮，甚至吸入冷空氣，或者情緒不佳、過度勞累等，都會引動體內伏痰。痰隨氣升、氣因痰阻、痰氣交阻，使氣道阻塞，就會哮喘。要調理小兒哮喘，必須補肺健脾，去除體內伏痰。

☆ 飲食調理

　　1. 多吃性質溫平、少吃寒涼的食物（如綠豆、蕎麥等）。

　　2. 多喝白開水，儘量不要喝苦瓜茶、綠茶、菊花茶等。

☆ 生活調理

　　1. 注意保暖，增強抵抗力，防止感冒。

　　2. 飲食要清淡，不貪吃肥甘厚味之物。

　　3. 避免接觸有刺激性的氣體、粉塵等過敏原。

特效食材

- **梨**：清熱潤肺、消痰降火。
- **南瓜**：潤肺，有保護呼吸道的功效。
- **核桃**：補肺定喘。

對症按摩

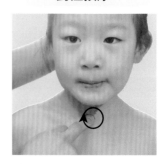

按揉天突穴：用中指端按揉孩子天突穴三十～六十次，可利咽宣肺、定喘止咳。

紫菜豆腐湯

緩解哮喘症狀

適合年齡
一歲
以上

蒸南瓜

潤肺止咳

適合年齡
一歲半
以上

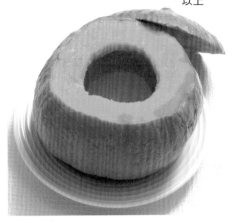

材　料 紫菜五克，豆腐一百克，
　　　　鹽一克。

做　法

1. 紫菜剪成粗條；豆腐洗淨，切成
　小塊備用。
2. 鍋內加入適量清水，待沸後，再加
　入豆腐塊與紫菜條同煮，加鹽調味
　即可。

功效 豆腐有清熱潤肺燥的功
效，可調理孩子肺熱引起
的哮喘。

材　料 南瓜一個，蜂蜜、冰糖各少
　　　　許。

做　法

1. 南瓜洗淨，在瓜頂上開口，挖去
　瓜瓤備用。
2. 將蜂蜜、冰糖放入南瓜中，蓋好，
　放入盤內，上火蒸一小時後取出即
　可。

功效 補中益氣、潤肺止咳，適
合脾虛哮喘患兒食用。

扁桃腺炎

- 養陰潤肺、消炎止痛
- 典型症狀：高熱、發冷、咳嗽、咽痛等

☆ 外邪犯肺，扁桃腺發炎

中醫將扁桃腺炎稱為乳蛾，單側發炎是單乳蛾，雙側發炎為雙乳蛾，化膿潰爛的則是爛乳蛾。當外感風熱侵犯肺臟時，邪毒循經上逆，集結於咽喉，就會導致扁桃腺紅腫疼痛。如果這時不妥善治療，熱毒熾盛，扁桃腺就會潰爛化膿，形成化膿性扁桃腺炎。調理小兒扁桃腺炎，以養陰潤肺為主。

☆ 飲食調理

1. 選擇養陰潤肺的食物，如銀耳、白蘿蔔、雪梨等。

2. 飲食宜清淡，可選擇乳蛋類等高蛋白食物，以及香蕉、蘋果等富含維生素 C 的水果。不要吃油膩、黏滯和辛辣刺激之物，如辣椒、大蒜、油條、炸雞等。

☆ 生活調理

1. 注意口腔衛生，要多喝白開水或加水的果汁，補充體內水分。

2. 多休息，室內溫度以不感覺冷為佳，不宜過高；經常開窗通風，讓室內空氣新鮮。

3. 如果伴有高熱，要根據醫囑服用退熱藥。

特效食材

- **油菜**：活血化瘀、消腫散結。
- **金橘**：含維生素 C 及鈣，可保護呼吸道黏膜。

對症按摩

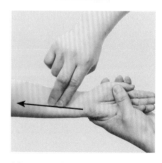

清天河水：用食中二指指腹自腕向肘，直推三十～六十次，可清熱解表、瀉火消炎。

金銀花粥

清熱消炎

適合年齡
一歲
以上

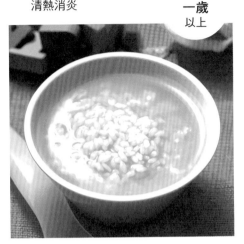

材　料 金銀花十五克，白米五十克。

做　法

1. 金銀花洗淨，加清水適量，浸泡五～十分鐘，水煎取汁。
2. 在金銀花汁中加白米煮粥即可。

功效　金銀花有清熱消炎、解毒、涼血的作用，能改善扁桃腺炎引起的咽痛、發熱及咽部不適感。

青江菜炒豬肝

清熱去火

適合年齡
一歲
以上

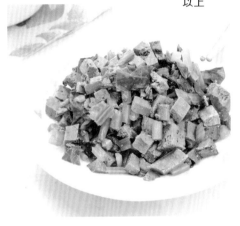

材　料 鮮豬肝五十克，青江菜葉四十克，鹽一克。

做　法

1. 豬肝洗淨，切碎；青江菜葉洗淨，用沸水汆燙一下後切碎。
2. 豬肝碎放入鍋中，加沸水煮熟，放入青江菜碎、鹽略煮，出鍋即可。

功效　此道菜餚富含多種維生素，清熱去火，也可以提高免疫功能。

烹調妙招　豬肝一定要洗淨並反覆切碎成末，才利於孩子吸收營養。

過敏性鼻炎

- 脾、肺、腎「三虛」所致
- 典型症狀：鼻塞、鼻癢、連續打噴嚏

☆ 脾肺腎強大，過敏性鼻炎掰掰

過敏性鼻炎是孩子對某些物質過敏反應在鼻部的表現。中醫認為，過敏性鼻炎主要是由肺、脾、腎「三虛」所致，患兒尤以氣虛為主，再加外感風寒侵襲鼻竅而發病。調理要以補養脾肺腎三臟為主。

☆ 飲食調理

1. 多吃富含維生素 C 的食物，如菠菜、白菜、白蘿蔔、金針菇、油菜等。

2. 根據孩子的體質，適當食用糯米、山藥、蓮子、桂圓等溫補食物。

3. 忌吃寒涼食物。如生冷瓜果、冷飲、涼拌菜等，容易損傷脾肺腎陽氣，加重患兒症狀。

4. 中醫裡海鮮屬「發物」，也就是說這類食物比較容易成為過敏原，患兒不宜過多食用，甚至在發作期應禁食。

☆ 生活調理

1. 經常清洗被褥、枕套等，加強除蟎；避免帶孩子到有花粉、毛絮的地方去。

2. 生理食鹽水洗鼻，只要長期持續，就有很好的效果。

特效食材

- **胡蘿蔔**：富含的胡蘿蔔素能在體內轉變成維生素 A，有助於增強孩子體質。
- **紅棗**：抗過敏、預防過敏性鼻炎。

對症按摩

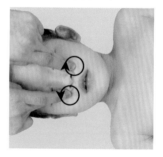

按揉迎香穴：用食指或中指端按揉孩子迎香穴五十～一百次，可通鼻竅，主治孩子感冒、鼻塞、過敏性鼻炎等。

改善過敏性鼻炎食譜

胡蘿蔔汁

調節免疫功能

適合年齡
六個月
以上

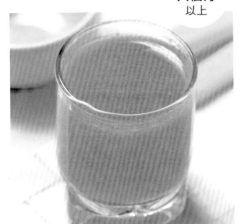

材　料 胡蘿蔔八十克。

做　法

1. 胡蘿蔔洗淨，去皮，切小段。
2. 將切好的胡蘿蔔倒入果汁機中，加入適量開水，攪打均勻後倒入杯中即可。

功效 胡蘿蔔汁富含胡蘿蔔素、維生素C，可有效預防過敏性鼻炎。

山藥紅棗羹

抗過敏

適合年齡
一歲
以上

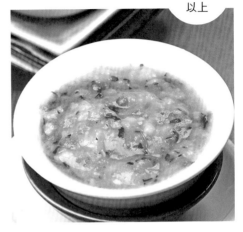

材　料 山藥一百克，紅棗兩個，白糖、太白粉各適量。

做　法

1. 山藥去皮，洗淨，切小丁；紅棗洗淨，去核，切碎。
2. 鍋置火上，倒入適量清水燒開，放入山藥丁大火燒開，轉小火煮至五分熟，下紅棗碎煮至熟軟，加白糖調味，用太白粉勾薄芡即可。

功效 紅棗具有抗過敏的作用，可預防過敏性鼻炎。

咽喉炎

- 宣通肺氣、清咽利喉
- 典型症狀：聲音嘶啞，並伴有喉部腫痛、咳嗽、痰多等症狀

☆ 慢性咽喉炎是邪熱傷陰引起的

慢性咽喉炎為咽部黏膜、黏膜下及淋巴組織的彌漫性炎症。中醫認為，邪熱傷陰、肺腎陰虧、虛火久灼是慢性咽喉炎的病因。調理以驅除邪熱、清潤肺氣為主。

☆ 飲食調理

1. 急性咽喉炎會有喉嚨痛、吞嚥困難等不適症狀。發作期時，儘量給孩子吃流質食物，這樣能減緩他的不適。

2. 增加水分攝入，可飲用熱橙汁或熱粥。

3. 避免食用過冷、辛辣、過燙、帶有腥味的刺激食物。

☆ 生活調理

1. 生活要有規律，起居有常，夜臥早起，避免著涼。睡覺時避免吹對流風。

2. 平時加強戶外活動，多曬太陽、增強體質，提高抗病能力。

3. 保持口腔衛生，養成晨起和睡前刷牙漱口的習慣。

特效食材

- **黃瓜**：清熱潤燥。
- **荸薺**：清熱生津、涼血護咽。
- **西瓜**：清津利咽。

對症按摩

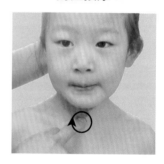

按揉天突穴：將中指放在天突穴上，先按後揉一～三分鐘，力量由輕到重，按至喉部有發癢感為度，可清咽利喉，緩解咽喉不適。

改善咽喉炎食譜

蘋果雪梨銀耳湯

滋陰潤喉

適合年齡
八個月
以上

材　料 雪梨一百克，蘋果八十克，荸薺五十克，銀耳十克，枸杞子、陳皮各三克。

做　法

1. 將雪梨、蘋果洗淨，去皮去核，切塊；荸薺削去外皮；將銀耳泡發，去黃蒂，撕成小朵備用。

2. 鍋中倒適量清水，放入陳皮，待水煮沸後將陳皮撈出，然後放進雪梨塊、蘋果塊、銀耳、枸杞子和荸薺，大火煮約十五分鐘，轉小火繼續煮半小時即可。

功效 這款湯品不僅能潤肺、保護喉部，還富含天然植物性膠質，具有滋陰的作用。

木耳燴絲瓜

清咽利喉

適合年齡
一歲
以上

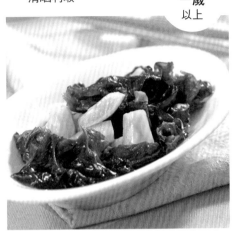

材　料 水發木耳二十五克，絲瓜兩百克，蔥花五克，花椒粉、鹽各一克，太白粉適量。

做　法

1. 水發木耳洗淨，撕成小片；絲瓜去皮，洗淨，切滾刀塊。

2. 炒鍋倒入植物油燒至七分熱，下蔥花、花椒粉炒出香味，倒入絲瓜和木耳翻炒至熟，用鹽調味，太白粉勾芡即可。

功效 木耳富含膠質，經常食用，可把殘留在人體消化系統內的雜質，吸附起來排出體外，發揮清胃滌腸的作用；絲瓜具有防治咽喉炎的功效。兩者搭配，適合罹患咽喉炎的兒童食用。

盜汗

● 脾肺腎三臟陰虛所致

● 典型症狀：睡覺時全身出汗，醒來汗止

✿ 小兒盜汗是體內陰陽失調的表現

中醫認為，小兒盜汗多與脾、肺、腎三臟陰虛有關。一般來說，是由於氣陰兩虛、陰虛火旺所致，大多繼發於熱病或久病、重病之後，乃脾胃積熱引起的。

✿ 飲食調理

1. 盜汗的孩子，飲食上宜益氣養陰，多吃小麥、紅棗、核桃、木耳等食物。

2. 多汗的孩子，可以多喝白開水來補充水分。

✿ 生活調理

1. 孩子多汗時，要注意衣著或被褥厚薄適宜，並隨環境溫度變化及時更換。

2. 內衣被汗浸濕後，應立即更換乾衣，以免受涼感冒。

🙂 兒科中醫小學堂

如何調理孩子自汗、盜汗？

羊肉五十克洗淨切塊，加入生薑十克、紅棗三個煨湯，熟後吃肉喝湯，每日一劑。

特效食材

● **山藥**：益氣養陰、止汗。

● **紅棗**：安心神、養心血。

● **薏仁**：養心、固澀止汗。

對症按摩

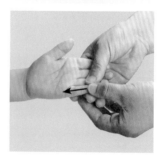

補腎經：用拇指指腹從孩子小指尖往指根方向，直推腎經一百～三百次，能補腎健體，調理孩子腎虛引起的盜汗。

山藥薏仁紅棗粥

益氣養陰、止盜汗

適合年齡
一歲
以上

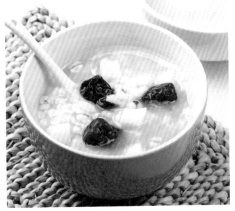

材　　料 山藥一百克，薏仁、白米各
五十克，紅棗三枚。

做　　法

1. 山藥去皮，洗淨後切小塊。
2. 薏仁、白米、紅棗各洗淨，與山藥
一同煮粥即可。

功效 山藥含有豐富的維生素 B
群、鈣等成分，能益氣養
陰，適合自汗、盜汗的孩
子食用。

黃耆粥

固表止汗

適合年齡
一歲
以上

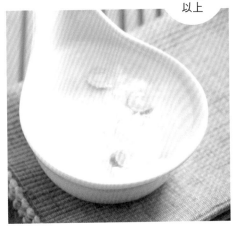

材　　料 黃耆二十克，白米五十克，
白糖適量。

做　　法

將黃耆煎汁，取出汁加白米一同熬
煮，待煮熟後，放入適量白糖調味，
溫服即可。

功效 黃耆味甘，性微溫，含有
黃耆多醣，可補氣升陽、
固表止汗，對小兒自汗、
盜汗有不錯的療效。

**注意
事項** 黃耆粥屬於溫補性食物，
當孩子盜汗症狀好轉後
停用，不建議長期服用。

濕疹

- 清肺熱、祛脾濕
- 典型症狀：面頰出現小紅疹，很快就會波及額、頸、胸等處，小紅疹可能變為小水泡

☆ 濕疹，風寒濕傷脾肺的結果

孩子滿月即可能發生濕疹，六～十二個月時較重，一歲後才可能好轉。因為嬰幼兒身體虛弱，受到自然界的風邪、濕邪侵犯，脾被濕困，風邪傷肺，肺主皮毛，濕疹就會表現在皮膚上。調理以清除脾肺的濕熱為主。

☆ 飲食調理

1. 飲食宜清淡，忌食辛辣肥甘之物。

2. 過敏體質的孩子，要慎防易引發過敏的食物，如果嘗試一種食材數天後確認不過敏，即可放心食用。

☆ 生活調理

1. 勤洗孩子的衣服，最好用嬰幼兒專用清潔劑；勤換紙尿褲。

2. 除兒童專用乳液外，不要用任何護膚品。

3. 常剪孩子的指甲，防止抓破皮膚，繼發感染。

4. 讓孩子遠離潮濕寒涼之地，穿衣不要太單薄，夏季儘量少吹冷氣。

特效食材

- **薏仁**：清熱利濕、除水腫。
- **紅豆**：清熱健脾、緩解濕疹。
- **海帶**：促進體內濕熱毒排出。

對症按摩

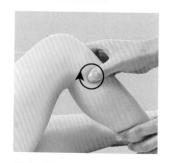

按揉足三里穴：用拇指端按揉孩子足三里穴三十～五十次，兩側可以同時進行，有健脾祛濕、防治濕疹的作用。

改善濕疹食譜

花生紅豆湯

利尿除濕

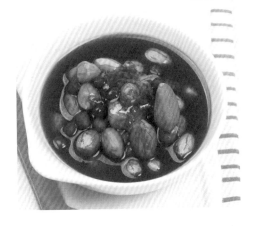

材　料 紅豆三十克，花生仁五十克，桂花蜜五克。

做　法

1. 紅豆與花生仁洗淨，用清水浸泡兩小時。
2. 將泡好的紅豆與花生仁連同水一併放入鍋中，開大火煮沸。
3. 轉小火煮一小時，放入桂花蜜攪勻即可。

功效 紅豆能利尿除濕，花生有補血的效果。

烹調妙招 如果加入適量綠豆，健脾祛濕的功效更好。

苦瓜蘋果飲

清熱消暑

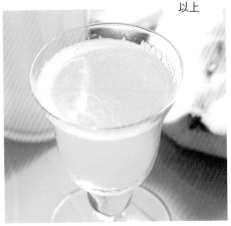

材　料 苦瓜二十五克，蘋果五十克。

做　法

1. 苦瓜洗淨，去瓤，切塊，浸泡十分鐘。
2. 蘋果去皮，切小塊。
3. 苦瓜塊瀝乾，和蘋果塊一同倒入果汁機，加入適量開水打成汁，過濾取汁倒入杯中。

功效 苦瓜有清熱消暑、養血益氣、滋肝明目的功效，還能提高身體反應能力、保護心臟。蘋果能促進排便，有利於毒素的排出。

痱子

- 需消暑熱、斂虛汗
- 典型症狀：孩子皮膚下出現針頭大小的小水泡，常發生在頭皮、前額、頸、胸、臀、肘彎等部位

☆ 痱子是孩子夏季常見的皮膚病

夏天氣溫高，汗液分泌多但蒸發不暢，導致汗孔堵塞，阻塞的汗腺還在分泌汗液，這樣淤積在表皮汗管內的汗液使汗管內壓力增加，導致汗管擴張破裂，汗液外溢滲入周圍組織，在皮膚下出現許多針頭大小的小水泡，就形成痱子。

☆ 飲食調理

1. 應該多喝開水，常喝綠豆湯及其他清涼飲品。

2. 多吃清淡易消化的食物，少吃油膩和刺激性食物。

☆ 生活調理

1. 局部宜用溫水清洗，冷水及熱水均不宜。冷水洗澡，雖然開始時皮膚感覺非常涼爽舒服，但會引起毛孔收縮，不利於汗腺分泌通暢；熱水澡會對發炎的痱子產生刺激。

2. 脖子、腋窩、大腿根部等柔弱的部位要保持乾爽，可以塗一些爽身粉。室內要保持通風，溫度不宜過高。

特效食材

- 烏梅：清熱潤肺、斂汗。
- 綠豆：清暑除濕。
- 馬齒莧：消炎殺菌、除痱子。

對症按摩

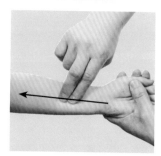

清天河水：用食中二指指腹自腕向肘，推天河水一百～三百次，可清熱解暑、瀉火除煩。

馬齒莧槐花粥

殺菌消炎、除痱子

適合年齡
一歲
以上

材　料 鮮馬齒莧、白米各五十克，槐花十五克，紅糖五克。

做　法

1. 鮮馬齒莧洗淨，焯軟，瀝乾，切碎；槐花洗淨晾乾，研末；白米淘洗乾淨。

2. 白米煮粥，快熟時，加入槐花細末、馬齒莧碎末及紅糖，用小火煮沸即可。

功效 馬齒莧能促進潰瘍癒合，發揮消炎的效果，對許多細菌有較強的抑制作用，被譽為「天然抗生素」。

烹調妙招 馬齒莧煮沸後不宜再煮過長時間，五～十分鐘即可。

烏梅湯

調理暑痱

適合年齡
六個月
以上

材　料 烏梅五枚，金銀花六朵。

做　法

1. 烏梅洗淨，入鍋煎煮三十分鐘。

2. 放入金銀花煎二十分鐘，去渣取汁即可。

功效 金銀花有抗菌消炎、解毒清熱、疏散熱邪等作用，搭配烏梅煎湯，很適合孩子夏季飲用，可調理暑熱引發的痱子。

過動症

- 先天不足，須以後天補
- 典型症狀：注意力難以集中、情緒不穩、容易衝動

☆ 過動症多因先天不足

過動症常見於學齡期兒童，多因先天不足導致注意力難以集中，並有不同程度的學習困難。調理以益氣養血、補腎健腦為主。

☆ 飲食調理

1. 飲食宜清淡營養，忌多食甜品及肥膩辛辣之物。

2. 可多吃富含蛋白質、卵磷質、維生素、礦物質的食物，如牛奶、雞蛋、大豆及大豆製品、瘦肉、動物肝臟與心臟等。

3. 多吃些海帶、魷魚、紫菜等海產品，對改善過動症有幫助。

特效食材

- **核桃仁**：補腎益智。
- **桂圓**：健脾養心。
- **牡蠣**：滋陰潛陽。

對症按摩

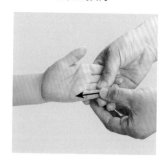

補腎經：用拇指指腹，從孩子小指尖往指根方向，直推三百次，可滋陰補腎、安神定志。

☆ 生活調理

1. 對於過動症的孩子，家長要有耐心，不要輕易發脾氣；如果當下無法控制，要及時道歉。

2. 培養孩子正常的生活與學習習慣，逐步延長集中注意力的時間。

桂圓紅棗豆漿

補益心脾、緩解過動症

適合年齡
七個月
以上

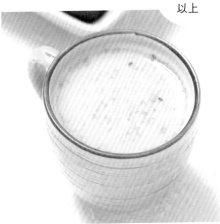

材　料 黃豆四十克，桂圓十五克，紅棗五個。

做　法

1. 黃豆用清水浸泡八～十二小時，洗淨；桂圓去殼、核；紅棗洗淨，去核，切碎。

2. 把上述食材一同倒入全自動豆漿機中，加水至上下水位線之間，按下「豆漿」鍵，煮至豆漿機提示豆漿做好即可。

功效	益脾氣、補氣血，適用於心脾兩虛引起的過動症。

烹調妙招	若沒有豆漿機者，可用果汁機把食材打碎後，用鍋子小心將豆漿煮熟即可。

酸棗仁蓮子粥

調補心腎、緩解過動症

適合年齡
八個月
以上

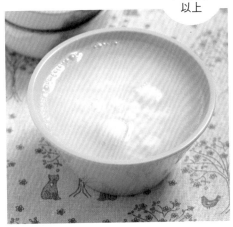

材　料 去心蓮子五十克，酸棗仁十克，白米一百五十克。

做　法

1. 酸棗仁用紗布包好，連同洗淨的白米、蓮子一起入鍋熬粥。

2. 粥煮好後，將酸棗仁撈掉即可。

注意事項	安定心神、清熱去火，對心腎失交的過動症孩子很有益處。

生長痛

- 補腎健脾、調理病痛
- 典型症狀：膝關節周圍或小腿前側輕微疼痛

✿ 生長痛，脾腎兩虛是病根

生長痛大多是因為兒童活動量增加，長骨生長較快，與局部肌肉和筋健不協調，所導致的生理性疼痛；常見於下肢肌肉，且多發生在夜間，並以四～十二歲兒童較多見。中醫認為，脾腎兩虛是生長痛的主要原因，調理以健脾補腎為原則。

✿ 飲食調理

1. 多補充能促進軟骨組織生長的食物，如牛奶、核桃、雞蛋等。

2. 多吃一些富含維生素 C 的蔬菜和水果，如韭菜、菠菜、柑橘、柚子等。

✿ 生活調理

1. 用講故事、做遊戲、玩玩具、看卡通等方法，轉移孩子注意力，使其忽略疼痛。

2. 用熱毛巾對疼痛部位進行按摩或熱敷，緩解疼痛。

3. 如果疼痛比較厲害，應該多休息，放鬆肌肉，不要進行劇烈活動。

特效食材

- **栗子**：健脾補腎、緩解疼痛。
- **山藥**：強健脾胃。
- **牛奶**：富含蛋白質、鈣，促進軟骨組織生長。

對症按摩

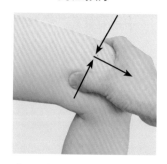

拿百蟲穴：以拇指指腹與食中二指相對稍用力，拿捏孩子百蟲穴五十～一百次，可以疏經通絡，促進下肢血液循環，緩解兒童生長痛。

牛奶花生豆漿

幫助軟骨組織生長

適合年齡
一歲半
以上

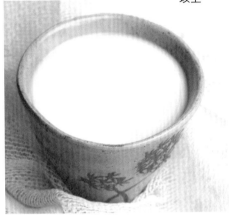

材　料 黃豆七十克，花生仁十五克，牛奶兩百克。

做　法

1. 將黃豆、花生仁洗淨，浸泡於水中至發軟。

2. 將全部食材放入豆漿機中，加牛奶，啟動約十五分鐘後，用濾網濾出豆渣即可飲用。

功效 牛奶富含蛋白質、鈣，可以促進軟骨組織生長。

烹調妙招 黃豆和花生要分別浸泡。室溫下將黃豆用涼水浸泡八小時；將花生仁浸泡二十分鐘，去紅衣，再浸泡二十分鐘即可。

韭菜炒鴨肝

強健骨骼

適合年齡
一歲
以上

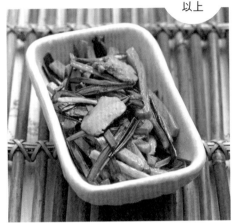

材　料 鴨肝一百克，韭菜兩百克，胡蘿蔔七十五克，鹽少許。

做　法

1. 胡蘿蔔洗淨，去皮，切條；韭菜洗淨，切段；鴨肝洗淨，切片，在沸水中汆燙，瀝乾。

2. 炒鍋置火上，倒植物油燒熱，放入鴨肝煸熟，盛出待用。

3. 鍋留底油燒熱，倒入胡蘿蔔條和鴨肝翻炒，加入韭菜段翻炒片刻，調入鹽略炒即可。

功效 韭菜、胡蘿蔔可補肝腎，有強健骨骼的功效；鴨肝補肝效果好。三者合一，可強健肝腎、緩解生長疼痛。

急性腎炎

- 利水消炎為上策
- 典型症狀：水腫、血尿，並伴有乏力、頭痛、噁心、腰痛等不適

☆ 急性腎炎是如何發生的？

急性腎絲球腎炎簡稱急性腎炎，病程多在一年以內，是兒科常見的一種腎臟疾病，發病年齡多在三～十一歲。其發生與鏈球菌的感染有很大關係，鏈球菌在體內作為一種抗原，透過血液產生抗體，抗體經過腎臟時，沉澱在腎絲球基底膜上，發生免疫反應，從而造成急性腎炎。

☆ 飲食調理

1. 急性腎炎患兒每天要增加新鮮蔬菜水果的進食量，如奇異果、白菜、青花菜、鮮棗等，以加強維生素 C 的攝取。

2. 為了減輕腎臟負荷，在腎炎急性期，應限制蛋白質的攝入，少吃肉蛋奶豆類。

3. 為了防止嚴重併發症，要限制鹽分。

☆ 生活調理

孩子患病一～三周內，必須臥床休息，等到血尿消失、血壓恢復正常、血肌酐降至標準、水腫和併發症消退，才可以逐步在室內活動。如果活動量增加後，孩子的尿液顏色異常加重，則需要再次臥床休息。

特效食材

- **薏仁**：健脾止瀉、清熱排毒。
- **車前草**：清熱利尿、解毒。

對症按摩

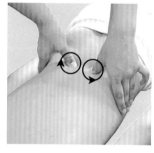

揉腎俞穴：用拇指指腹按揉腎俞穴十～三十次，可利水消炎，呵護腎臟。

改善急性腎炎食譜

薏仁湯

清火利尿、消炎

適合年齡
一歲
以上

材　料 薏仁、黃瓜、胡蘿蔔各五十克，雞蛋一個，玉米粒二十五克，玉米鬚五克，太白粉十五克，雞湯適量。

做　法

1. 薏仁洗淨，泡四小時；雞蛋打散；黃瓜、胡蘿蔔洗淨，切丁。

2. 泡好的薏仁與玉米粒放入雞湯內煮軟，倒入玉米鬚，加進胡蘿蔔丁、黃瓜丁煮爛，取出玉米鬚，用太白粉勾芡，雞蛋液徐徐倒入湯中，略煮即可。

功效 利水消腫，適用於急性腎炎浮腫少尿者。

番茄炒花椰菜

保護腎臟、抗衰老

適合年齡
一歲
以上

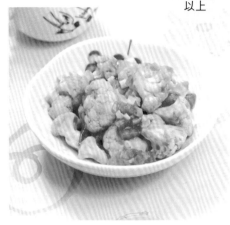

材　料 花椰菜三百克，番茄一百克，蔥花三克，鹽一克。

做　法

1. 花椰菜去柄，洗淨後切成小朵，汆燙一下；番茄洗淨，去皮，切小塊。

2. 鍋內倒油燒至六分熱，下蔥花爆香，倒入番茄煸炒，再下花椰菜翻炒至熟，加鹽即可。

功效 此料理富含茄紅素、胡蘿蔔素、維生素 C、膳食纖維等，能夠保護腎臟健康，提高身體免疫力，有益急性腎炎患者恢復。

養好脾肺腎 / 李愛科著 . -- 初版 . -- 新北市：幸福文化出版社出
版：遠足文化事業股份有限公司發行 , 2021.12
ISBN 978-626-7046-10-4(平裝)

1. 小兒科 2. 中醫 3. 藥膳

413.21　　　　　　　　　　　　110017484

0HDA4030

養好脾肺腎

作　　者：李愛科
責任編輯：黃佳燕
封面設計：Shana Chi
內頁設計：王氏研創藝術有限公司
印　　務：江城平、黃禮賢、林文義、李孟儒

出版總監：林麗文

副 總 編：梁淑玲、黃佳燕

主　　編：高佩琳

行銷企畫：林彥伶、朱妍靜

社　　長：郭重興
發行人兼出版總監：曾大福
出　　版：幸福文化／遠足文化事業股份有限公司
地　　址：231 新北市新店區民權路 108-1 號 8 樓
網　　址：https://www.facebook.com/
　　　　　happinessbookrep/
電　　話：(02) 2218-1417
傳　　真：(02) 2218-8057

發　　行：遠足文化事業股份有限公司
地　　址：231 新北市新店區民權路 108-2 號 9 樓
電　　話：(02) 2218-1417
傳　　真：(02) 2218-1142
電　　郵：service@bookrep.com.tw
郵撥帳號：19504465
客服電話：0800-221-029
網　　址：www.bookrep.com.tw

法律顧問：華洋法律事務所 蘇文生律師
印　　刷：通南印刷有限公司
電　　話：(02)2221-3532

二版一刷：西元 2021 年 12 月
定　　價：380 元

Printed in Taiwan
著作權所有　侵犯必究